影像解剖学系列图谱

总主编 刘树伟 林祥涛

Atlas of Imaging Anatomy: Brain

颅脑影像解剖图谱

主 编 刘树伟 丁 娟

U0261317

山东科学技术出版社
· 济南 ·

图书在版编目（CIP）数据

颅脑影像解剖图谱 / 刘树伟，丁娟主编 . —济南：
山东科学技术出版社，2020.1（2021.12 重印）
（影像解剖学系列图谱 / 刘树伟，林祥涛总主编）
ISBN 978–7–5331–6927–5

Ⅰ . ①颅… Ⅱ . ①刘… ②丁… Ⅲ . ①脑病 –
影象诊断 – 人体解剖学 – 图谱 Ⅳ . ① R742.04–64

中国版本图书馆 CIP 数据核字（2018）第 141974 号

颅脑影像解剖图谱
LUNAO YINGXIANG JIEPOU TUPU

责任编辑：徐日强
装帧设计：孙 佳

主管单位：山东出版传媒股份有限公司
出 版 者：山东科学技术出版社
地址：济南市市中区英雄山路 189 号
邮编：250002 电话：（0531）82098088
网址：www.lkj.com.cn
电子邮件：sdkj@sdcbcm.com
发 行 者：山东科学技术出版社
地址：济南市市中区英雄山路 189 号
邮编：250002 电话：（0531）82098071
印 刷 者：山东彩峰印刷股份有限公司
地址：潍坊市福寿西街 99 号
邮编：261031 电话：（0536）8216157

规格：32 开（125 mm × 190 mm）
印张：6 字数：120 千 印数：3001~5000
版次：2020 年 1 月第 1 版 2021 年 12 月第 2 次印刷
定价：24.00 元

总主编 刘树伟　林祥涛

主　编 刘树伟　丁　娟

编　者（以姓名笔画为序）

丁　娟（山东大学齐鲁医学院）

刘树伟（山东大学齐鲁医学院）

宋丽梅（山东大学齐鲁医学院）

林祥涛（山东省立医院）

葛海涛（山东大学齐鲁医学院）

总　前　言

　　超声、CT 和 MRI 等现代断层影像技术发展迅速，已成为当今临床诊治疾病的必备工具。不仅影像科医师要正确地阅读超声、CT 和 MR 图像，而且临床各科医师均要娴熟地应用断层影像技术诊治疾病。影像解剖学是正确识别疾病超声、CT 和 MR 图像的基础，是介入及手术治疗疾病的向导。因此，只有掌握了影像解剖学，才能准确判读和应用超声、CT 和 MR 图像。1993 年以来，在中国解剖学会断层影像解剖学分会领导下，山东大学齐鲁医学院断层影像解剖学研究中心共举办了 25 届全国断层影像解剖学及其临床应用学习班，报名参加者络绎不绝。这充分说明了断层影像解剖学的重要性，我们也深深感到自己责任的重大。在长期的教学过程中，教师和学员均感到编写一套以活体超声、CT 和 MR 图像为基础的"影像解剖学系列图谱"的重要性和必要性。为此，我们组织山东大学从事断层影像解剖学研究和教学的有关人员，编写了这套"影像解剖学系列图谱"，以期能满足临床各科医师学习正常超声、CT 和 MR 图像的需求。

　　为适应不同临床学科医师学习影像解剖学的专业需求，本套"影像解剖学系列图谱"分成了 6 个分册，包括《颅脑影像解剖图谱》《头颈部影像解剖图谱》《胸部影像解剖图谱》《腹部影像解剖图谱》《盆部与会阴影像解剖图谱》和《脊柱与四肢影像解剖图谱》。在编写过程中，根据临床实际要求和方便读者阅读的原则，本套图谱追求以下特色：（1）系统性，从临床应用角度，全面系统地介绍人体各部位的正常超声、CT 和 MR 图像；（2）连续性，以健康中青年志愿者连续断层图像介绍人体各部的连续横断层、矢状断层和冠状断层解剖；（3）先进性，利用当今临床上最新的设备制作超声、CT 和 MR 图像，并吸纳了国内外断层影像解剖学的最新研究成果；（4）实用性，以解剖部位划分分册，版本采用小开本以方便读者随身携带，在图像选择和结构标注上以临床常用者为主；（5）可扩展性，每部分册末均附有一定数量的推荐读物，供欲进一步详细阅读者参考，使本套图谱具有一定的扩展性。

本套图谱的解剖学名词主要参照全国科学技术名词审定委员会公布的《人体解剖学名词（第二版）》（科学出版社 2014 年出版）。当《人体解剖学名词（第二版）》与临床习惯叫法不同时，则采用临床常用者。

本套图谱主要以临床各学科医师为主要读者对象，亦可供解剖学教师、临床医学和基础医学各专业硕士与博士研究生参考。

由于作者水平所限，书中疏漏甚至错误之处在所难免。恳请读者不吝赐教，以便再版时更正。

刘树伟　林祥涛
2019 年 11 月于济南

前　言

　　《颅脑影像解剖图谱》共有图像 175 幅，包括以下四个部分：（1）颅脑 CT 图像，从颅顶至枕骨大孔共有横断层图像 21 幅，扫描基线为眦耳线；（2）颅脑 MR 图像，由 T_1 和 T_2 加权图像组成，共有连续横断层、矢状断层和冠状断层图像 134 幅，为本书的主体；（3）脑神经 MR 图像，包括 T_1、T_2 和 3D-CISS 序列图像，共 12 幅，展示了 12 对脑神经的基本断层解剖；（4）脑血管图像，含有 DSA 和 MRA 图像，共 8 幅。

　　本书中的 MRI 图像由 3.0T SIEMENS 磁共振扫描仪采集，CT 成像仪为德国 Sensation cardiac 64 排螺旋 CT。

　　本书可供影像学医师、神经外科医师、神经病学医师、神经科学研究者、解剖学教师和医学院校学生学习使用。

　　书籍是在使用中不断完善的。愿读者对本书的不足之处，多提出有益的批评和建议，供再版时参考。

刘树伟　丁　娟

2019 年 11 月

目　录

第一章 颅脑横断层 CT 图像

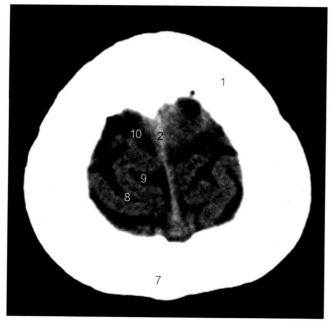

图 1-1 经上矢状窦的横断层 CT 图像

1	顶骨 parietal bone	2	上矢状窦 superior sagittal sinus
3	额上回 superior frontal gyrus	4	中央前回 precentral gyrus
5	中央后回 postcentral gyrus	6	顶上小叶 superior parietal lobule
7	枕骨 occipital bone	8	中央沟 central sulcus
9	中央旁沟 paracentral sulcus	10	中央前沟 precentral sulcus

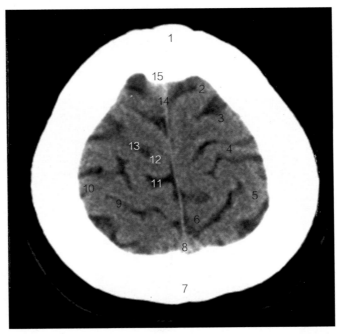

图 1-2 经中央旁小叶上部的横断层 CT 图像

1	额骨 frontal bone	2	额上回 superior frontal gyrus
3	中央前回 precentral gyrus	4	中央后回 postcentral gyrus
5	顶上小叶 superior parietal lobule	6	楔前叶 precuneus
7	顶骨 parietal bone	8	上矢状窦 superior sagittal sinus
9	中央后沟 postcentral sulcus	10	中央后回 postcentral gyrus
11	中央沟 central sulcus	12	中央旁小叶 paracentral lobule
13	中央前沟 precentral sulcus	14	大脑镰 cerebral falx
15	上矢状窦 superior sagittal sinus		

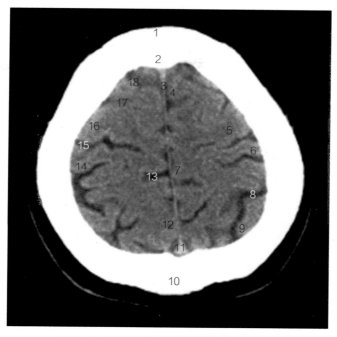

图 1-3　经顶内沟上部的横断层 CT 图像

1　额骨 frontal bone
2　上矢状窦 superior sagittal sinus
3　大脑镰 cerebral falx
4　额内侧回 medial frontal gyrus
5　中央前回 precentral gyrus
6　中央后回 postcentral gyrus
7　中央旁小叶 paracentral lobule
8　顶内沟 intraparietal sulcus
9　顶下小叶 inferior parietal lobule
10　顶骨 parietal bone
11　上矢状窦 superior sagittal sinus
12　大脑镰 cerebral falx
13　扣带沟边缘支 marginal ramus of cingnlate sulcus
14　中央后回 postcentral gyrus
15　中央沟 central sulcus
16　中央前沟 precentral sulcus
17　额上沟 superior frontal sulcus
18　额上回 superior frontal gyrus

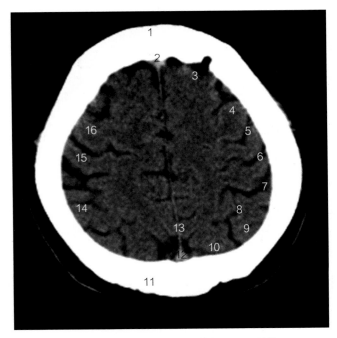

图 1-4　经顶内沟中部的横断层 CT 图像

1　额骨 frontal bone	2　上矢状窦 superior sagittal sinus
3　额上回 superior frontal gyrus	4　额中回 middle frontal gyrus
5　中央前沟 precentral sulcus	6　中央沟 central sulcus
7　中央后沟 postcentral sulcus	8　顶内沟 intraparietal sulcus
9　顶下小叶 inferior parietal lobule	
10　顶上小叶 superior parietal lobule	
11　顶骨 parietal bone	12　上矢状窦 superior sagittal sinus
13　大脑镰 cerebral falx	14　顶下小叶 inferior parietal lobule
15　中央后回 postcentral gyrus	16　中央前回 precentral gyrus

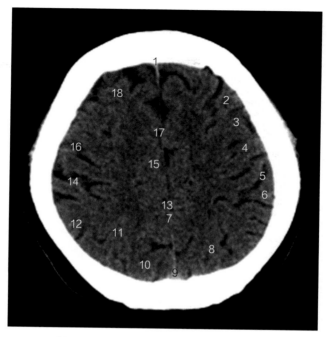

图 1-5 经顶内沟下部的横断层 CT 图像

1	上矢状窦 superior sagittal sinus	2	额中回 middle frontal gyrus
3	中央前回 precentral gyrus	4	中央后回 postcentral gyrus
5	顶内沟 intraparietal sulcus	6	顶下小叶 inferior parietal lobule
7	大脑镰 cerebral falx	8	顶上小叶 superior parietal lobule
9	上矢状窦 superior sagittal sinus	10	顶上小叶 superior parietal lobule
11	顶内沟 intraparietal sulcus	12	顶上小叶 superior parietal lobule
13	扣带沟边缘支 marginal ramus of cingnlate sulcus		
14	中央后沟 postcentral sulcus	15	中央旁小叶 paracentral lobule
16	中央沟 central sulcus	17	中央旁沟 paracentral sulcus
18	额上回 superior frontal gyrus		

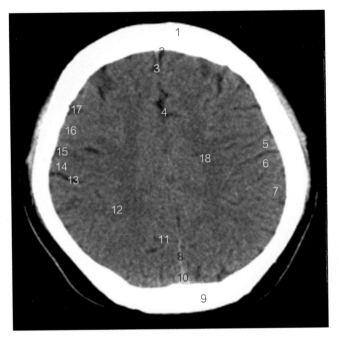

图 1-6　经半卵圆中心上部的横断层 CT 图像

1	额骨 frontal bone	2	上矢状窦 superior sagittal sinus
3	大脑镰 cerebral falx	4	扣带沟 cingulate sulcus
5	中央前回 precentral gyrus	6	中央后回 postcentral gyrus
7	顶下小叶 inferior parietal lobule	8	大脑镰 cerebral falx
9	枕骨 occipital bone	10	上矢状窦 superior sagittal sinus
11	顶枕沟 parietooccipital sulcus	12	顶内沟 intraparietal sulcus
13	中央后沟 postcentral sulcus	14	中央后回 postcentral gyrus
15	中央沟 central sulcus	16	中央前回 precentral gyrus
17	额下沟 inferior frontal sulcus	18	半卵圆中心 centrum semiovale

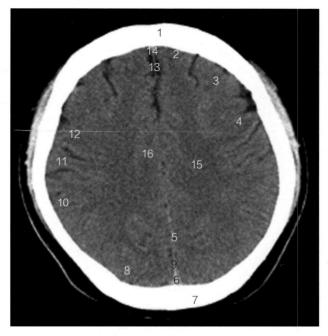

图 1-7　经半卵圆中心中部的横断层 CT 图像

1　额骨 frontal bone	2　额上回 superior frontal gyrus
3　额中回 middle frontal gyrus	4　额下回 inferior frontal gyrus
5　顶枕沟 parietooccipital sulcus	6　上矢状窦 superior sagittal sinus
7　枕骨 occipital bone	8　枕叶 occipital lobe
9　大脑镰 cerebral falx	10　缘上回 supramarginal gyrus
11　中央后回 postcentral gyrus	12　中央前回 precentral gyrus
13　大脑镰 cerebral falx	14　上矢状窦 superior sagittal sinus
15　半卵圆中心 centrum semiovale	16　扣带回 cingulate gyrus

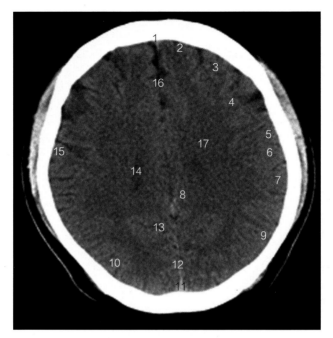

图 1-8   经半卵圆中心下部的横断层 CT 图像

1　上矢状窦 superior sagittal sinus　　　2　额上回 superior frontal gyrus

3　额中回 middle frontal gyrus　　　　　4　额下回 inferior frontal gyrus

5　中央前回 precentral gyrus　　　　　　6　中央后回 postcentral gyrus

7　缘上回 supramarginal gyrus　　　　　8　扣带回 cingulate gyrus

9　顶下小叶 inferior parietal lobule　　　10　枕叶 occipital lobe

11　上矢状窦 superior sagittal sinus　　　12　大脑镰 cerebral falx

13　顶枕沟 parietooccipital sulcus

14　侧脑室中央部 central part of lateral ventricle

15　中央前回 precentral gyrus　　　　　　16　大脑镰 cerebral falx

17　半卵圆中心 centrum semiovale

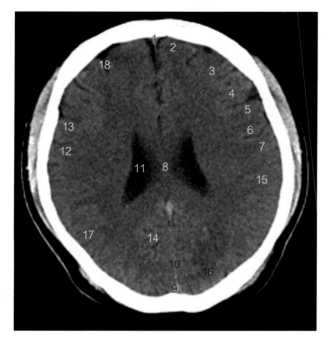

图 1-9 经侧脑室中央部和胼胝体干的横断层 CT 图像

1 上矢状窦 superior sagittal sinus
2 额上回 superior frontal gyrus
3 额中回 middle frontal gyrus
4 额下回 inferior frontal gyrus
5 中央前回 precentral gyrus
6 中央沟 central sulcus
7 中央后回 postcentral gyrus
8 胼胝体干 trunk of corpus callosum
9 上矢状窦 superior sagittal sinus
10 大脑镰 cerebral falx
11 侧脑室中央部 central part of lateral ventricle
12 中央后回 postcentral gyrus
13 中央前回 precentral gyrus
14 顶枕沟 parietooccipital sulcus
15 缘上回 supramarginal gyrus
16 枕叶 occipital lobe
17 角回 angular gyrus
18 额上沟 superior frontal sulcus

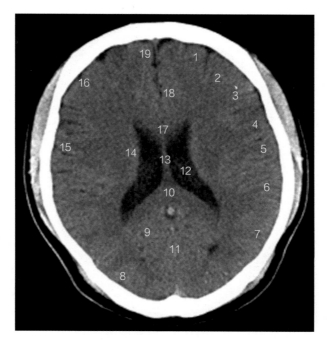

图 1-10　经侧脑室中央部和透明隔的横断层 CT 图像

1　额上回 superior frontal gyrus　　　2　额中回 middle frontal gyrus

3　额下回 inferior frontal gyrus　　　4　中央前回 precentral gyrus

5　中央后回 postcentral gyrus　　　6　缘上回 supramarginal gyrus

7　角回 angular gyrus　　　8　枕叶 occipital lobe

9　楔前叶 precuneus

10　胼胝体底部 splenium of corpus callosum

11　大脑镰 cerebral falx

12　侧脑室中央部 central part of lateral ventricle

13　透明隔 septum pellucidum　　　14　尾状核 caudate nucleus

15　中央沟 central sulcus　　　16　额下沟 inferior frontal sulcus

17　胼胝体膝 genu of corpus callosum　　　18　扣带回 cingulate gyrus

19　额内侧回 medial frontal gyrus

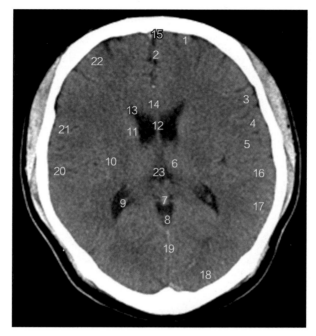

图 1-11　经帆间池的横断层 CT 图像

1　额上回 superior frontal gyrus　　　　2　额内侧回 medial frontal gyrus
3　额下回 inferior frontal gyrus　　　　4　中央前回 precentral gyrus
5　中央后回 postcentral gyrus　　　　　6　背侧丘脑 dorsal thalamus
7　大脑大静脉 great cerebral vein
8　大脑大静脉池 cistern of great cerebral vein
9　侧脑室后脚 posterior horn of lateral ventricle
10　豆状核 lentiform nucleus　　　　　11　尾状核 caudate nucleus
12　透明隔 septum pellucidum
13　侧脑室前角 anterior horn of lateral ventricle
14　胼胝体膝 genu of corpus callosum　　15　上矢状窦 superior sagittal sinus
16　缘上回 supramarginal gyrus　　　　17　角回 angular gyrus
18　枕叶 occipital lobe　　　　　　　　19　大脑镰 cerebral falx
20　外侧沟 lateral sulcus　　　　　　　21　中央沟 central sulcus
22　额中回 middle frontal gyrus
23　帆间池 cistern of velum interpositum

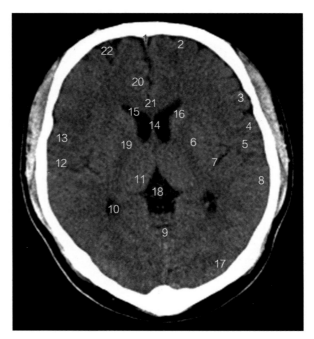

图 1-12 经丘脑枕和小脑蚓的横断层 CT 图像

1 上矢状窦 superior sagittal sinus
2 额上回 superior frontal gyrus
3 额下回 inferior frontal gyrus
4 中央前回 precentral gyrus
5 中央后回 postcentral gyrus
6 豆状核 lentiform nucleus
7 岛叶 insular lobe
8 颞上回 superior temporal gyrus
9 小脑蚓 cerebellar vermis
10 侧脑室后角 posterior horn of lateral ventricle
11 背侧丘脑 dorsal thalamus
12 外侧沟 lateral sulcus
13 中央沟 central sulcus
14 透明隔 septum pellucidum
15 侧脑室前角 anterior horn of lateral ventricle
16 尾状核 caudate nucleus
17 枕叶 occipital lobe
18 大脑大静脉 great cerebral vein
19 内囊 internal capsule
20 扣带回 cingulate gyrus
21 胼胝体膝 genu of corpus callosum
22 额上沟 superior frontal sulcus

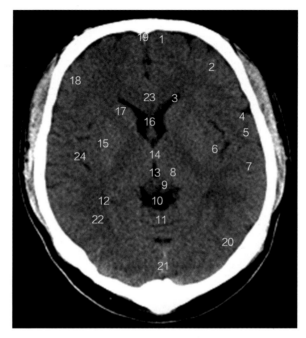

图 1-13 经丘脑间黏合的横断层 CT 图像

1 额上回 superior frontal gyrus	2 额中回 middle frontal gyrus
3 侧脑室前角 anteriou horn of lateral ventricle	
4 中央前回 precentral gyrus	5 中央后回 postcentral gyrus
6 岛叶 insular lobe	7 颞上回 superior temporal gyrus
8 背侧丘脑 dorsal thalamus	9 上丘 superior colliculus
10 四叠体池 quadrigeminal cistern	11 小脑蚓 cerebellar vermis
12 侧脑室后角 posterior horn of lateral ventricle	
13 第三脑室 third ventricle	
14 丘脑间粘合 interthalamic adhesion	
15 豆状核 lentiform nucleus	16 透明隔 septum pellucidum
17 尾状核 caudate nucleus	18 额下回 inferior frontal gyrus
19 上矢状窦 superior sagittal sinus	20 枕叶 occipital lobe
21 直窦 straight sinus	22 视辐射 optic radiation
23 胼胝体膝 genu of corpus callosum	24 外侧沟 lateral sulcus

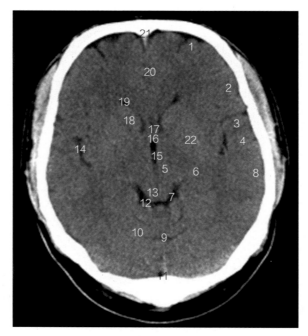

图 1-14　经前连合的横断层 CT 图像

1	额中回 middle frontal gyrus	2	额下回 inferior frontal gyrus
3	中央前回 precentral gyrus	4	中央后回 postcentral gyrus
5	大脑脚 pedunculus cerebri		
6	内囊后肢 posterior limb of internal capsule		
7	环池 cisterna ambiens	8	颞上回 superior temporal gyrus
9	小脑蚓 cerebellar vermis	10	小脑半球 cerebellar hemispheres
11	枕窦 occipital sinus	12	四叠体池 quadrigeminal cistern
13	上丘 superior colliculus	14	外侧沟 lateral sulcus
15	脚间池 interpeduncular cistern	16	穹窿 fornix
17	前连合 anterior commissure		
18	尾状核头 head of caudate nucleus		
19	侧脑室前角 anterior horn of lateral ventricle		
20	扣带沟 cingulate sulcus	21	额嵴 frontal crest
22	豆状核 lentiform nucleus		

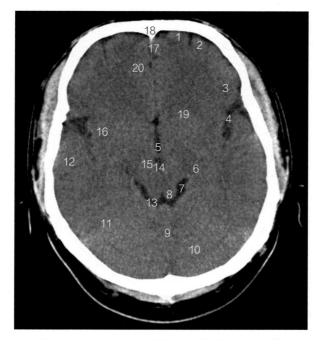

图 1-15　经下丘与四叠体池的横断层 CT 图像

1	额上回 superior frontal gyrus	2	额中回 middle frontal gyrus
3	额下回 inferior frontal gyrus	4	外侧沟 lateral sulcus
5	第三脑室漏斗隐窝 infundibular recess of third ventricle		
6	海马 hippocampus	7	环池 cisterna ambiens
8	上丘 superior colliculus	9	小脑蚓 cerebellar vermis
10	小脑半球 cerebellar hemispheres	11	小脑幕 tentorium of cerebellum
12	颞叶 temporal lobe	13	四叠体池 quadrigeminal cistern
14	脚间池 interpeduncular cistern	15	黑质 substantia nigra
16	岛叶 insular lobe	17	大脑镰 cerebral falx
18	额嵴 frontal crest	19	伏隔核 nucleus accumbens
20	额内侧回 medial frontal gyrus		

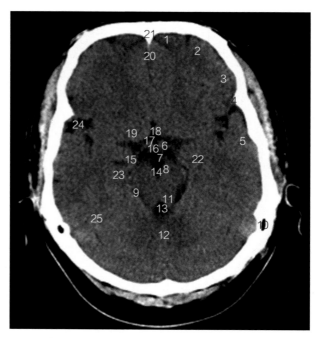

图 1-16　经视交叉和下丘的横断层 CT 图像

1　额上回 superior frontal gyrus	2　额中回 middle frontal gyrus
3　额下回 inferior frontal gyrus	
4　蝶骨大翼 greater wing of sphenoid bone	5　颞叶 temporal lobe
6　视束 optic tract	7　乳头体 mamillary body
8　黑质 substantia nigra	9　环池 cisterna ambiens
10　乳突窦 mastoid sinus	11　下丘 inferior colliculus
12　小脑蚓 cerebellar vermis	
13　四叠体池 quadrigeminal cistern	
14　脚间池 interpeduncular cistern	15　钩 uncus
16　下丘脑 hypothalamus	
17　第三脑室漏斗隐窝 infundibular recess of third ventricle	
18　大脑纵裂池 cistern of cerebral longitudinal fissure	
19　伏隔核 nucleus accumbens	20　大脑镰 cerebral falx
21　额嵴 frontal crest	
22　侧脑室下角 inferior horn of lateral ventricle	
23　海马 hippocampus	24　外侧沟 lateral sulcus
25　小脑幕 tentorium of cerebellum	

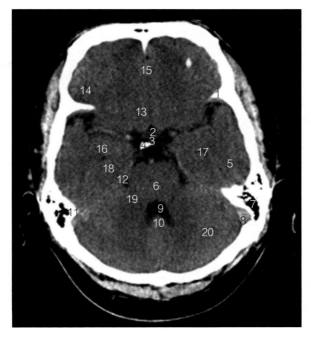

图 1-17　经脑桥上部的横断层 CT 图像

1　蝶骨大翼 greater wing of sphenoid bone
2　视交叉 optic chiasma
3　漏斗 infundibulum
4　鞍背 dorsum sellae
5　颞叶 temporal lobe
6　脑桥 pons
7　乳突窦 mastoid sinus
8　乙状窦 sigmoid sinus
9　第四脑室 fourth ventricle
10　蚓垂 uvula of vermis
11　颞骨岩部 petrous part of temporal bone
12　小脑幕 tentorium of cerebellum
13　直回 gyrus rectus
14　眶回 orbital gyrus
15　大脑镰 cerebral falx
16　杏仁复合体 amygdaloid complex
17　侧脑室下角 inferior horn of lateral ventricle
18　海马 hippocampus
19　小脑中脚 middle cerebellar peduncle
20　小脑半球 cerebellar hemispheres

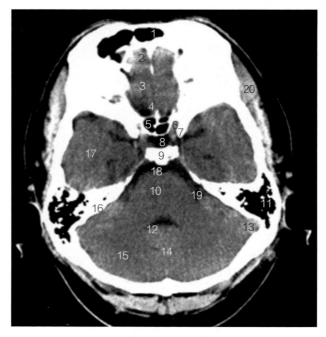

图 1-18　经鞍背和垂体窝的横断层 CT 图像

1　额窦 frontal sinus　　　　　　　　2　额叶 frontal lobe

3　嗅束沟 olfactory sulcus　　　　　　4　直回 gyrus rectus

5　蝶窦 sphenoid sinus　　　　　　　　6　视神经 optic nerve

7　前床突 anterior clinoid process　　　8　垂体窝 pituitary fossa

9　鞍背 dorsum sellae　　　　　　　　10　脑桥 pons

11　乳突窦 mastoid sinus　　　　　　　12　第四脑室 fourth ventricle

13　乙状窦 sigmoid sinus　　　　　　　14　小脑扁桃体 tonsil of cerebellum

15　小脑半球 cerebellar hemispheres

16　颞骨岩部 petrous part of temporal bone

17　颞叶 temporal lobe　　　　　　　　18　基底动脉 basilar artery

19　脑桥小脑角 pontocerebellar trigone　20　颞肌 temporalis

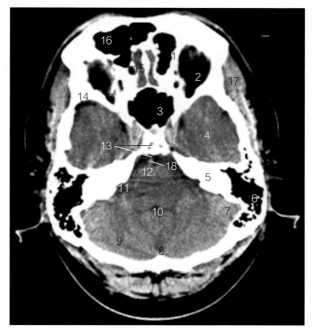

图 1-19　经内耳门的横断层 CT 图像

1 额骨框板 the orbital plank of frontal bone	2 眶腔 orbital cavity
3 蝶窦 sphenoid sinus	4 颞叶 temporal lobe
5 颞骨岩部 petrous part of temporal bone	6 乳突窦 mastoid sinus
7 乙状窦 sigmoid sinus	8 枕窦 occipital sinus
9 小脑半球 cerebellar hemispheres	10 第四脑室 fourth ventricle
11 内耳门 internal acoustic pore	12 脑桥 pons
13 斜坡 clivus	
14 蝶骨大翼 greater wing of sphenoid bone	15 直回 gyrus rectus
16 额窦 frontal sinus	17 颞肌 temporalis
18 基底动脉 basilar artery	

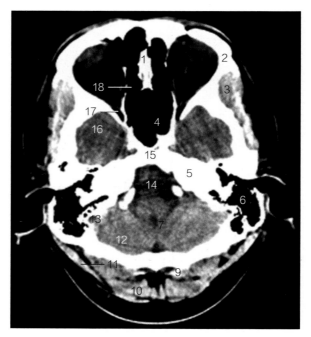

图 1-20　经枕骨基底部的横断层 CT 图像

1　筛骨垂直板 perpendicular plate of ethmoid bone

2　颧骨 zygomatic bone　　　　　　3　颞肌 temporalis

4　蝶窦 sphenoid sinus

5　颞骨岩部 petrous part of temporal bone　6　乳突窦 mastoid sinus

7　小脑扁桃体 tonsil of cerebellum　　8　枕窦 occipital sinus

9　枕骨 occipital bone　　　　　　10　斜方肌 trapezius

11　头夹肌 splenius capitis　　　　12　小脑半球 cerebellar hemispheres

13　乙状窦 sigmoid sinus　　　　　14　脑桥 pons

15　鞍背 dorsum sellae　　　　　　16　颞叶 temporal lobe

17　视神经管 optical canal　　　　18　筛窦 ethmoid sinus

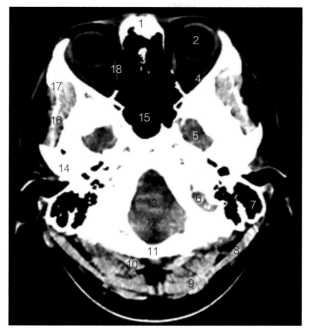

图 1-21　经颈静脉窝的横断层 CT 图像

1　额骨 frontal bone

2　眼球 eyeball

3　筛骨垂直板 perpendicular plate of ethmoid bone

4　外直肌 lateral rectus

5　颞叶 temporal lobe

6　颈动脉管 carotid canal

7　乳突窦 mastoid sinus

8　头夹肌 splenius capitis

9　头半棘肌 semispinalis capitis

10　头后大直肌 rectus capitis posterior major muscle

11　枕骨 occipital bone

12　小脑扁桃体 tonsil of cerebellum

13　延髓 medulla oblongata

14　颞骨 temporal bone

15　鼻腔 nasal cavity

16　颞肌 temporalis

17　颧骨 zygomatic bone

18　内直肌 medial rectus

第二章　颅脑横断层 MR 图像

第一节　颅脑横断层 MR T₁ 加权图像

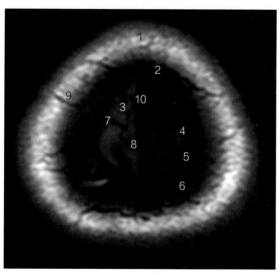

图 2-1　经上矢状窦的横断层 MR T₁ 加权图像

1	头皮 scalp	2	顶骨 parietal bone
3	额上回 superior frontal gyrus	4	中央前回 precentral gyrus
5	中央后回 postcentral gyrus	6	板障 diploe
7	中央前沟 precentral sulcus	8	中央旁小叶 paracentral lobule
9	皮下血管 subcutaneous blood vessels		
10	大脑纵裂 cerebral longitadinal fissure		

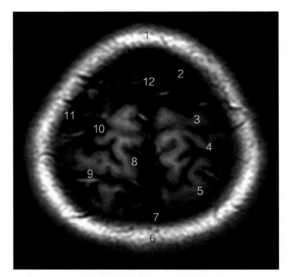

图2-2　经中央旁小叶上部的横断层 MR T₁ 加权图像

1	头皮 scalp	2	额骨 frontal bone
3	中央前回 precentral gyrus	4	中央后回 postcentral gyrus
5	顶上小叶 superior parietal lobule	6	皮下筋膜 subcutaneous fascia
7	上矢状窦 superior sagittal sinus	8	中央旁小叶 paracentral lobule
9	中央后沟 postcentral sulcus	10	中央沟 central sulcus
11	顶骨 parietal bone		
12	大脑纵裂 cerebral longitadinal fissure		

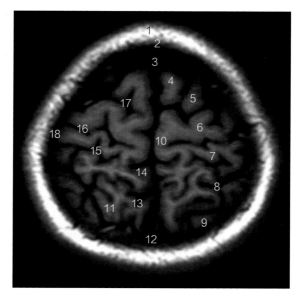

图 2-3 经顶内沟上部的横断层 MR T₁ 加权图像

1 头皮 scalp	2 额骨 frontal bone
3 大脑纵裂 cerebral longitadinal fissure	4 额内侧回 medial frontal gyrus
5 额上回 superior frontal gyrus	6 中央前回 precentral gyrus
7 中央后回 postcentral gyrus	8 顶内沟 intraparietal sulcus
9 顶下小叶 inferior parietal lobule	10 中央旁小叶 paracentral lobule
11 顶下小叶 inferior parietal lobule	12 上矢状窦 superior sagittal sinus
13 楔前叶 precuneus	
14 扣带沟边缘支 marginal ramus of cingnlate sulcus	
15 中央后沟 postcentral sulcus	16 中央沟 central sulcus
17 中央前沟 precentral sulcus	18 顶骨 parietal bone

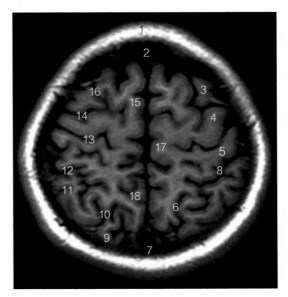

图 2-4 经顶内沟中部的横断层 MR T₁ 加权图像

1	头皮 scalp	2	额骨 frontal bone
3	额中回 middle frontal gyrus	4	中央前回 precentral gyrus
5	中央后回 postcentral gyrus	6	左顶内沟 left intraparietal sulcus
7	上矢状窦 superior sagittal sinus	8	左中央后沟 left postcentral sulcus
9	顶上小叶 superior parietal lobule		
10	右顶内沟 right intraparietal sulcus	11	顶下小叶 inferior parietal lobule
12	右中央后沟 right postcentral sulcus	13	中央沟 central sulcus
14	中央前沟 precentral sulcus	15	额内侧回 medial frontal gyrus
16	额上沟 superior frontal sulcus	17	中央旁小叶 paracentral lobule
18	楔前叶 precuneus		

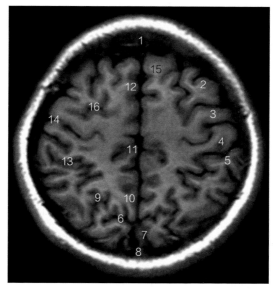

图 2-5　经顶内沟下部的横断层 MR T₁ 加权图像

1　额骨 frontal bone	2　额中回 middle frontal gyrus
3　中央前回 precentral gyrus	4　中央后回 postcentral gyrus
5　顶下小叶 inferior parietal lobule	6　顶枕沟 parietooccipital sulcus
7　楔叶 cuneus	8　上矢状窦 superior sagittal sinus
9　顶内沟 intraparietal sulcus	10　楔前叶 precuneus
11　中央旁小叶 paracentral lobule	12　额内侧回 medial frontal gyrus
13　中央后沟 postcentral sulcus	14　中央沟 central sulcus
15　额上回 superior frontal gyrus	16　中央前沟 precentral sulcus

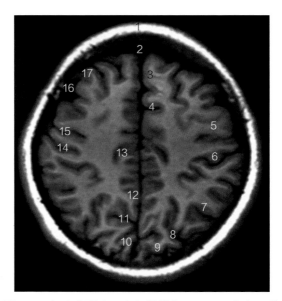

图 2-6　经半卵圆中心上部的横断层 MR T₁ 加权图像

1　头皮 scalp	2　上矢状窦 superior sagittal sinus
3　额上回 superior frontal gyrus	4　扣带沟 cingulate sulcus
5　中央前回 precentral gyrus	6　中央后回 postcentral gyrus
7　顶下小叶 inferior parietal lobule	8　顶内沟 intraparietal sulcus
9　枕叶 occipital lobe	10　楔叶 cuneus
11　顶枕沟 parietooccipital sulcus	12　楔前叶 precuneus
13　扣带回 cingulate gyrus	14　中央后沟 postcentral sulcus
15　中央前沟 precentral sulcus	16　额下沟 inferior frontal sulcus
17　额中回 middle frontal gyrus	

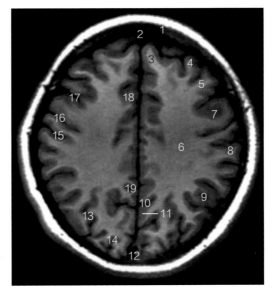

图 2-7 经半卵圆中心中部的横断层 MR T$_1$加权图像

1 额骨 frontal bone	2 上矢状窦 superior sagittal sinus
3 额上回 superior frontal gyrus	4 额中回 middle frontal gyrus
5 额下回 inferior frontal gyrus	6 半卵圆中心 centrum semiovale
7 中央前回 precentral gyrus	8 缘上回 supramarginal gyrus
9 角回 angular gyrus	10 顶枕沟 parietooccipital sulcus
11 楔叶 cuneus	12 上矢状窦 superior sagittal sinus
13 顶内沟 intraparietal sulcus	14 枕叶 occipital lobe
15 中央后沟 postcentral sulcus	16 中央沟 central sulcus
17 中央前沟 precentral sulcus	18 扣带回 cingulate gyrus
19 顶下沟 subparietal sulcus	

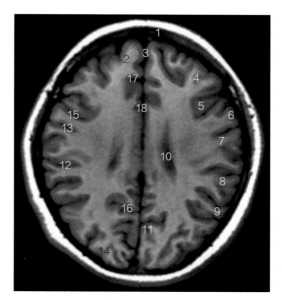

图 2-8 经半卵圆中心下部的横断层 MR T₁加权图像

1　额骨 frontal bone　　　　　　2　额上回 superior frontal gyrus

3　额内侧回 medial frontal gyrus　4　额中回 middle frontal gyrus

5　额下回 inferior frontal gyrus　6　中央前回 precentral gyrus

7　中央后回 postcentralis gyrus　8　缘上回 supramarginal gyrus

9　角回 angularis gyrus

10　侧脑室中央部 central part of lateral ventricle

11　楔叶 cuneus　　　　　　　12　外侧沟 lateral sulcus

13　中央沟 central sulcus

14　枕外侧回 lateral occipitotemporal gyrus

15　中央前沟 precentral sulcus　16　顶枕沟 parietooccipital sulcus

17　扣带沟 cingulate sulcus　　18　扣带回 cingulate gyrus

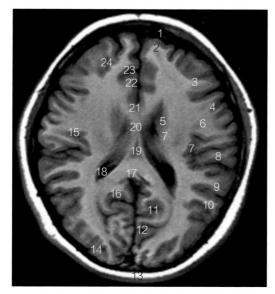

图 2-9　经侧脑室中央部的横断层 MR T₁ 加权图像

1	额骨 frontal bone	2	额上回 superior frontal gyrus
3	额中回 middle frontal gyrus	4	额下回 inferior frontal gyrus
5	尾状核 caudate nucleus	6	中央前回 precentral gyrus
7	外侧沟 lateral sulcus		
8	中央后回 postcentral gyrus	9	缘上回 supramarginal gyrus
10	角回 angular gyrus	11	距状沟 calcarine sulcus
12	舌回 lingual gyrus	13	头皮 scalp
14	枕叶 occipital lobe	15	中央沟 central sulcus
16	扣带回峡 isthmus of cingulate gyrus		
17	胼胝体底部 splenium of corpus callosum		
18	侧脑室三角区 trigone of lateral ventricle		
19	帆间池 cistern of velum interpositum		
20	穹窿 fornix		
21	胼胝体膝 genu of corpus callosum	22	扣带回 cingulate gyrus
23	扣带沟 cingulate sulcus	24	额上沟 superior frontal sulcus

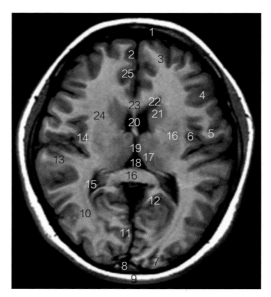

图 2-10　经帆间池的横断层 MR T₁ 加权图像

1	额骨 frontal bone	2	额内侧回 medial frontal gyrus
3	额上回 superior frontal gyrus	4	额下回 inferior frontal gyrus
5	中央后回 postcentral gyrus	6	外侧沟 lateral sulcus
7	枕叶 occipital lobe	8	上矢状窦 superior sagittal sinus
9	头皮 scalp	10	视辐射 optic radiation
11	舌回 lingual gyrus	12	距状沟 calcarine sulcus
13	颞上回 superior temporal gyrus	14	岛叶 insular lobe
15	侧脑室三角区 trigone of lateral ventricle		
16	胼胝体底部 splenium of corpus callosum		
17	背侧丘脑 dorsal thalamus		
18	帆间池 cistern of velum interpositum		
19	第三脑室 third ventricle	20	透明隔 septum pellucidum
21	尾状核 caudate nucleus		
22	侧脑室前角 anterior horn of lateral ventricle		
23	胼胝体膝 genu of corpus callosum	24	内囊前肢 limb of internal capsule
25	扣带沟 cingulate sulcus		

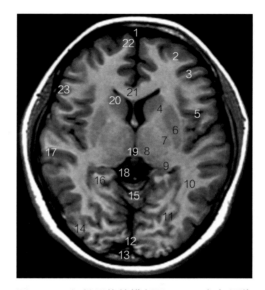

图 2-11 经松果体的横断层 MR T₁ 加权图像

1 上矢状窦 superior sagittal sinus　　2 额中回 middle frontal gyrus

3 额下回 inferior frontal gyrus

4 内囊前肢 anterior limb of internal capsule

5 岛叶 insular lobe　　6 壳 putamen

7 苍白球 globus pallidus　　8 背侧丘脑 dorsal thalamus

9 松骨体 pineal body

10 视辐射 optic radiation　　11 侧副沟 collateral sulcus

12 舌回 lingual gyrus　　13 枕骨 occipital bone

14 枕叶 occipital lobe　　15 小脑蚓 cerebellar vermis

16 海马旁回 parahippocampal gyrus　　17 颞上回 superior temporal gyrus

18 松果体池 cistern of pineal body　　19 第三脑室 third ventricle

20 尾状核 caudate nucleus

21 胼胝体膝 genu of corpus callosum　　22 额上回 superior frontal gyrus

23 Broca 区 Broca area

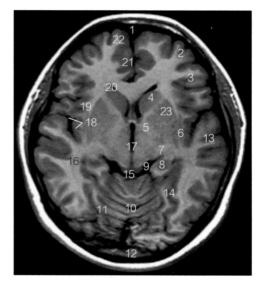

图 2-12 经四叠体池的横断层 MR T₁加权图像

1	上矢状窦 superior sagittal sinus	2	额中回 middle frontal gyrus
3	额下回 inferior frontal gyrus	4	尾状核 caudate nucleus
5	前连合 anterior commissure	6	屏状核 claustrum
7	外侧膝状体 lateral geniculate body	8	海马 hippocampus
9	环池 cisterna ambiens	10	小脑蚓 cerebellar vermis
11	小脑半球 cerebellar hemispheres	12	枕骨 occipital bone
13	颞上回 superior temporal gyrus	14	侧副沟 collateral sulcus

15 四叠体池 quadrigeminal cistern

16 侧脑室下角 inferior horn of lateral ventricle

17 第三脑室 third ventricle

18 外侧沟和岛叶 lateral sulcus, insular lobe

19 外囊 capsula externa

20 侧脑室前角 anterior horn of lateral ventricle

21	扣带回 cingulate gyrus	22	额上回 superior frontal gyrus

23 壳 putaman

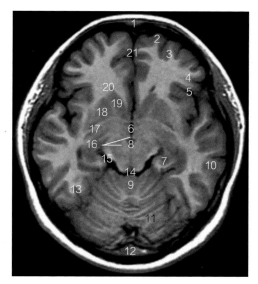

图 2-13　经前连合的横断层 MR T$_1$ 加权图像

1　额嵴 frontal crest
2　额上回 superior frontal gyrus
3　额中回 middle frontal gyrus
4　额下回 inferior frontal gyrus
5　外侧沟 lateral sulcus
6　第三脑室漏斗隐窝 infundibular recess of third ventricle
7　海马 hippocampus
8　脚间池 interpeduncular cistern
9　小脑蚓 cerebellar vermis
10　颞叶 temporal lobe
11　小脑半球 cerebellar hemispheres
12　枕骨 occipital bone
13　侧副沟 collateral sulcus
14　四叠体池 quadrigeminal cistern
15　环池 cisterna ambiens
16　乳头体和黑质 corpus albicans, substantia nigra
17　前连合 anterior commissure
18　壳 putamen
19　尾状核 caudate nucleus
20　侧脑室前角 anterior horn of lateral ventricle
21　额内侧回 medial frontal gyrus

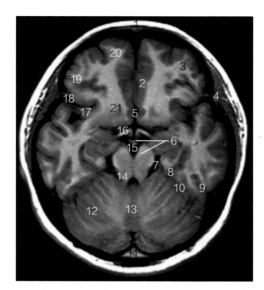

图 2-14　经视束和下丘的横断层 MR T₁ 加权图像

1	额骨 frontal bone	2	直回 gyrus rectus
3	额中回 middle frontal gyrus		
4	蝶骨大翼 greater wing of sphenoid bone		
5	大脑纵裂池 cistern of cerebral longitudinal fissure		
6	乳头体和黑质 corpus albicans and substantia nigra		
7	环池 cisterna ambiens	8	侧副沟 collateral sulcus
9	枕颞沟 occipitotemporal sulcus	10	小脑幕 tentorium of cerebellum
11	枕骨 occipital bone	12	小脑半球 cerebellar hemispheres
13	小脑蚓 cerebellar vermis	14	下丘 inferior colliculus
15	脚间池 interpeduncular cistern	16	视交叉 optic chiasma
17	岛叶 insular lobe	18	外侧沟 lateral sulcus
19	额下回 inferior frontal gyrus	20	额上回 superior frontal gyrus
21	嗅束沟 olfactory sulcus		

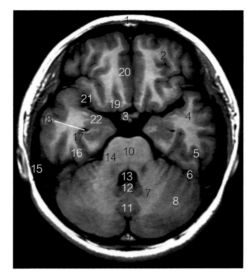

图 2-15 经视交叉和脑桥的横断层 MR T₁ 加权图像

1 额骨 frontal bone
2 眶回 orbital gyrus
3 视交叉 optic chiasma
4 杏仁复合体 amygdaloid complex
5 颞叶 temporal lobe
6 小脑幕 tentorium of cerebellum
7 齿状核 dental nucleus
8 小脑半球 cerebellar hemispheres
9 枕骨 occipital bone
10 脑桥 pons
11 蚓锥体 pyramid of vermis
12 蚓垂 uvula vermis
13 第四脑室 fourth ventricle
14 小脑中脚 middle cerebellar peduncle
15 颞骨乳突部 mastoid process of temporal bone
16 枕颞内侧回 medial occipitotemporal gyrus
17 侧副沟 collateral sulcus
18 侧脑室下角 inferior horn of lateral ventricle
19 嗅束沟 olfactory sulcus
20 直回 gyrus rectus
21 外侧沟 lateral sulcus
22 漏斗 infundibulum

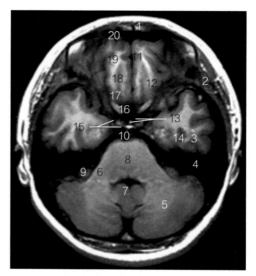

图 2-16 经小脑中脚的横断层 MR T₁加权图像

1 额骨 frontal bone	2 蝶骨大翼 greater wing of sphenoid bone
3 颞叶 temporal lobe	4 颞骨岩部 petrous part of temporal bone

5 小脑半球 cerebellar hemispheres

6 小脑中脚 middle cerebellar peduncle

7 蚓锥体 pyramid of vermis

8 脑桥 pons	9 脑桥小脑角 pontocerebellar trigone
10 基底动脉 basilar artery	11 直回 gyrus rectus

12 眶回 orbital gyrus

13 垂体柄和垂体 manubrium of hypophysis, hypophysis

14 侧副沟 collateral sulcus

15 海绵窦和鞍背 cavernous sinus, dorsum sellae

16 视神经 optic nerve	17 嗅束 olfactory tract
18 嗅束沟 olfactory sulcus	19 额叶 frontal lobe

20 额窦 frontal sinus

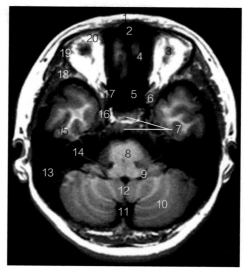

图 2-17　经面神经和前庭蜗神经的横断层 MR T₁ 加权图像

1	额骨 frontal bone	2	额窦 frontal sinus
3	上直肌 superior rectus	4	额叶 frontal lobe
5	蝶窦 sphenoid sinus	6	颈内动脉 internal carotid artery
7	鞍背和垂体 dorsum sellae,hypophysis	8	脑桥 pons
9	第四脑室 fourth ventricle	10	小脑半球 cerebellar hemispheres
11	小脑镰 cerebellar falx	12	小脑扁桃体 tonsil of cerebellum
13	颞骨乳突部 mastoid process of temporal bone		
14	面神经和前庭蜗神经 facial and vestibulocochlear nerves		
15	颞叶 temporal lobe	16	海绵窦 cavernous sinus
17	视神经 optic nerve		
18	蝶骨大翼 greater wing of sphenoid bone		
19	泪腺 lacrimal gland	20	眶脂体 adipose body of orbit

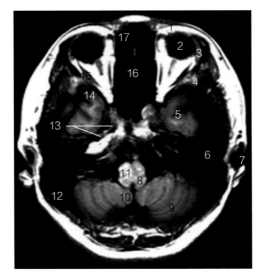

图 2-18 经延髓和小脑扁桃体的横断层 MR T₁ 加权图像

1 眶脂体 adipose body of orbit 　　　2 眼球 eyeball

3 泪腺 lacrimal gland

4 蝶骨大翼 greater wing of sphenoid bone

5 颞叶 temporal lobe

6 鼓室和耳蜗 tympanic cavity and cochlea

7 外耳道 external acoustic meatus 　　　8 延髓 medulla oblongata

9 小脑半球 cerebellar hemispheres 　　　10 小脑扁桃体 tonsil of cerebellum

11 下橄榄核 inferior olivary nucleus

12 颞骨乳突部 mastoid process of temporal bone

13 上颌神经和下颌神经 maxillary nerve, mandibular nerve

14 颞极 temporal pole 　　　　　　　　15 外直肌 medial rectus

16 视神经 optic nerve 　　　　　　　　17 筛窦 ethmoid sinus

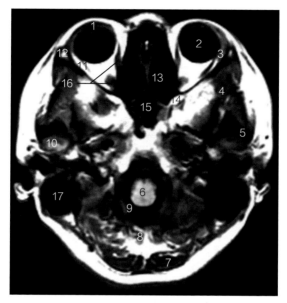

图 2-19　经下颌头的横断层 MR T₁ 加权图像

1　晶状体 lens

2　眼球 eyeball

3　泪腺 lacrimal gland

4　颞肌 temporalis

5　颧骨 zygomatic bone

6　延髓 medulla oblongata

7　斜方肌 trapezius

8　头后小直肌 rectus capitis posterior minor

9　小脑扁桃体 tonsil of cerebellum

10　下颌头 head of mandible

11　外直肌 lateral rectus

12　颧骨 zygomatic bone

13　筛骨迷路 ethmoidal labyrinth

14　眶下裂 inferior orbital fissure

15　蝶窦 sphenoid sinus

16　内直肌和上斜肌 medial rectus, superior obliquus

17　乳突小房 mastoid cells

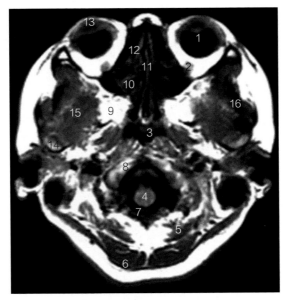

图 2-20　经下颌颈的横断层 MR T₁ 加权图像

1　眼球 eyeball

2　上直肌 superior rectus

3　蝶窦 sphenoid sinus

4　脊髓 spinal cord

5　头后大直肌 rectus capitis posterior major

6　斜方肌 trapezius

7　枕骨大孔 foramen magnum of occipital bone

8　枕骨基底部 basilar part of occipital bone

9　蝶骨大翼 greater wing of sphenoid bone

10　筛骨迷路 ethmoidal labyrinth

11　筛骨垂直板 perpendicular plate of ethmoid bone

12　额窦 frontal sinus

13　结膜囊 saccus conjunctivae

14　下颌肌 neck of mandible

15　翼外肌 lateral pterygoid

16　颞肌 temporalis

第二节 颅脑横断层 MR T$_2$ 加权图像

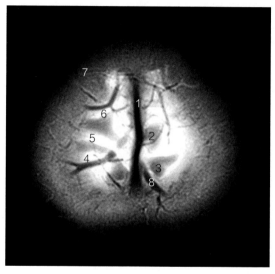

图 2-21 经上矢状窦的横断层 MR T$_2$ 加权图像

1	上矢状窦 superior sagittal sinus	2	中央前回 precentral gyrus
3	中央后回 postcentral gyrus	4	中央后沟 postcentral sulcus
5	中央沟 central sulcus	6	中央前沟 precentral sulcus
7	头皮 scalp	8	大脑上静脉 superior cerebral vein

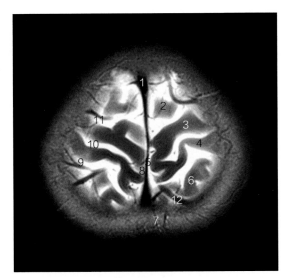

图 2-22　经大脑上静脉的横断层 MR T$_2$ 加权图像

1　上矢状窦 superior sagittal sinus	2　额上回 superior frontal gyrus
3　中央前回 precentral gyrus	4　中央后回 postcentral gyrus
5　大脑镰 cerebral falx	6　顶上小叶 superior parietal lobule
7　矢状缝 sagittal suture	8　中央旁沟 paracentral sulcus
9　中央后沟 postcentral sulcus	10　中央沟 central sulcus
11　中央前沟 precentral sulcus	
12　大脑上静脉 superior cerebral vein	

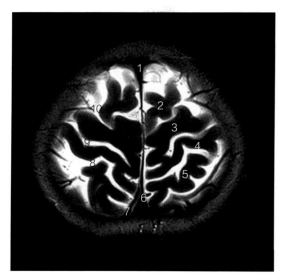

图 2-23 经中央旁小叶上部的横断层 MR T$_2$ 加权图像

1 上矢状窦 superior sagittal sinus	2 额上回 superior frontal gyrus
3 中央前回 precentral gyrus	4 中央后回 postcentral gyrus
5 顶上小叶 superior parietal lobule	6 大脑镰 cerebral falx
7 大脑上静脉 superior cerebral vein	8 中央后沟 postcentral sulcus
9 中央沟 central sulcus	10 中央前沟 precentral sulcus

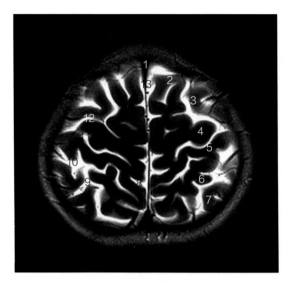

图 2-24　经顶内沟上部的横断层 MR T$_2$ 加权图像

1　上矢状窦 superior sagittal sinus　　　2　额上回 superior frontal gyrus

3　额中回 middle frontal gyrus　　　　4　中央前回 precentral gyrus

5　中央后回 postcentral gyrus　　　　6　顶上小叶 superior parietal lobule

7　顶下小叶 inferior parietal lobule

8　扣带沟缘支 marginal branch of cingnlate sulcus

9　顶内沟 intraparietal sulcus　　　　10　中央后沟 postcentral sulcus

11　中央沟 central sulcus　　　　　　12　中央前沟 precentral sulcus

13　大脑镰 cerebral falx

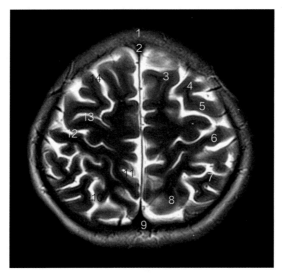

图 2-25 经顶内沟中部的横断层 MR T₂ 加权图像

1 头皮 scalp	2 上矢状窦 superior sagittal sinus
3 额上回 superior frontal gyrus	4 额中回 middle frontal gyrus
5 中央前回 precentral gyrus	6 中央后回 postcentral gyrus
7 顶下小叶 inferior parietal lobule	8 顶上小叶 superior parietal lobule
9 枕骨 occipital bone	10 顶内沟 intraparietal sulcus
11 扣带沟边缘支 marginal ramus of cingnlate sulcus	
12 中央沟 central sulcus	13 中央前沟 precentral sulcus
14 额上沟 superior frontal sulcus	

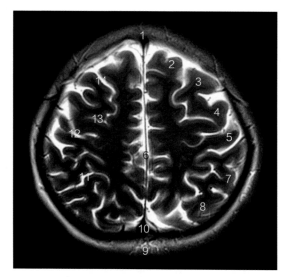

图 2-26　经顶内沟下部的横断层 MR T_2 加权图像

1　额骨 frontal bone	2　额上回 superior frontal gyrus
3　额中回 middle frontal gyrus	4　中央前回 precentral gyrus
5　中央后回 postcentral gyrus	6　大脑镰 cerebral falx
7　顶下小叶 inferior parietal lobule	8　顶上小叶 superior parietal lobule
9　枕骨 occipital bone	10　上矢状窦 superior sagittal sinus
11　顶内沟 intraparietal sulcus	12　中央沟 central sulcus
13　中央前沟 precentral sulcus	14　额上沟 superior frontal sulcus

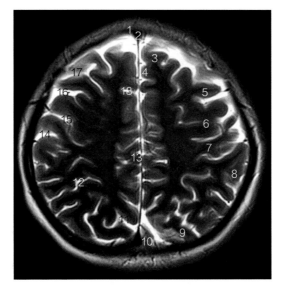

图 2-27 经半卵圆中心上部的横断层 MR T$_2$ 加权图像

1 额骨 frontal bone	2 上矢状窦 superior sagittal sinus
3 额上回 superior frontal gyrus	4 额内侧回 medial frontal gyrus
5 额中回 middle frontal gyrus	6 中央前回 precentral gyrus
7 中央后回 postcentral gyrus	8 顶下小叶 inferior parietal lobule
9 顶上小叶 superior parietal lobule	10 楔叶 cuneus
11 顶枕沟 parietooccipital sulcus	12 顶内沟 intraparietal sulcus
13 扣带回 cingulate gyrus	14 中央后沟 postcentral sulcus
15 中央沟 central sulcus	16 额下沟 inferior frontal sulcus
17 额上沟 superior frontal sulcus	18 扣带沟 cingulate sulcus

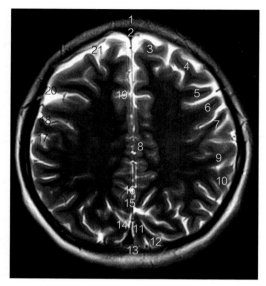

图 2-28　经半卵圆中心中部的横断层 MR T$_2$ 加权图像

1	头皮 scalp	2	上矢状窦 superior sagittal sinus
3	额上回 superior frontal gyrus	4	额中回 middle frontal gyrus
5	额下回 inferior frontal gyrus	6	中央前回 precentral gyrus
7	中央后回 postcentral gyrus	8	扣带回 cingulate gyrus
9	缘上回 supramarginal gyrus	10	角回 angular gyrus
11	楔叶 cuneus	12	枕叶 occipital lobe
13	枕骨 occipital bone	14	顶枕沟 parietooccipital sulcus
15	楔前叶 precuneus	16	顶下沟 inferior parietal sulcus
17	中央后沟 postcentral sulcus	18	中央沟 central sulcus
19	扣带沟 cingulate sulcus	20	额下沟 inferior frontal sulcus
21	额上沟 superior frontal sulcus		

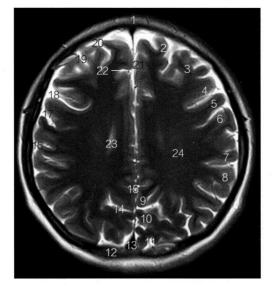

图 2-29　经半卵圆中心下部的横断层 MR T₂ 加权图像

1　额骨 frontal bone	2　额上回 superior frontal gyrus
3　额中回 middle frontal gyrus	4　额下回 inferior frontal gyrus
5　中央前回 precentral gyrus	6　中央后回 postcentral gyrus
7　缘上回 supramarginal gyrus	8　角回 angular gyrus
9　楔前叶 precuneus	10　楔叶 cuneus
11　枕叶 occipital lobe	12　枕骨 occipital bone
13　上矢状窦 superior sagittal sinus	14　顶枕沟 parietooccipital sulcus
15　顶下沟 inferior parietal sulcus	16　中央后沟 postcentral sulcus
17　中央沟 central sulcus	18　中央前沟 precentral sulcus
19　额下沟 inferior frontal sulcus	20　额上沟 superior frontal sulcus
21　额内侧回 medial frontal gyrus	22　扣带沟 cingulate sulcus
23　侧脑室 lateral ventricle	24　半卵圆中心 centrum semiovale

颅 脑 影 像 解 剖 图 谱

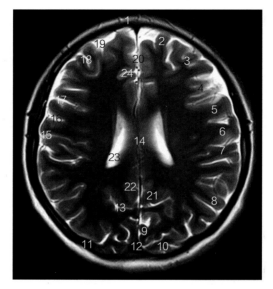

图 2-30　经侧脑室中央部和胼胝体干的横断层 MR T₂ 加权图像

1　额骨 frontal bone
2　额上回 superior frontal gyrus
3　额中回 middle frontal gyrus
4　额下回 inferior frontal gyrus
5　中央前回 precentral gyrus
6　中央后回 postcentral gyrus
7　缘上回 supramarginal gyrus
8　角回 angular gyrus
9　楔叶 cuneus
10　枕叶 occipital lobe
11　枕骨 occipital bone
12　上矢状窦 superior sagittal sinus
13　顶枕沟 parietooccipital sulcus
14　胼胝体干 trunk of corpus callosum
15　中央后沟 postcentral sulcus
16　中央沟 central sulcus
17　中央前沟 precentral sulcus
18　额下沟 inferior frontal sulcus
19　额上沟 superior frontal sulcus
20　额内侧回 medial frontal gyrus
21　楔前叶 precuneus
22　扣带回 cingulate gyrus
23　侧脑室中央部 central part of lateral ventricle
24　扣带沟 cingulate sulcus

52

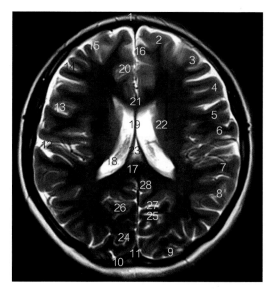

图 2-31 经侧脑室中央部和帆间池的横断层 MR T₂ 加权图像

1	额骨 frontal bone	2	额上回 superior frontal gyrus
3	额中回 middle frontal gyrus	4	额下回 inferior frontal gyrus
5	中央前回 precentral gyrus	6	中央后回 postcentral gyrus
7	缘上回 supramarginal gyrus	8	角回 angular gyrus
9	枕叶 occipital lobe	10	枕骨 occipital bone
11	上矢状窦 superior sagittal sinus	12	外侧沟 lateral sulcus
13	中央前沟 precentral sulcus	14	额下沟 inferior frontal sulcus
15	额上沟 superior frontal sulcus	16	额内侧回 medial frontal gyrus
17	胼胝体压部 splenium of corpus callosum		
18	侧脑室 lateral ventricle	19	透明隔 septum pellucidum
20	扣带沟 cingulate sulcus		
21	胼胝体膝 genu of corpus callosum	22	尾状核 caudate nucleus
23	帆间池 cistern of velum interpositum	24	舌回 lingual gyrus
25	距状沟 calcarine sulcus	26	楔叶 cuneus
27	顶枕沟 parietooccipital sulcus	28	扣带回峡 isthmus of cingulate gyrus

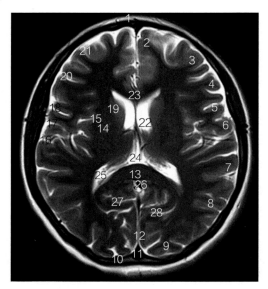

图 2-32　经胼胝体压部和大脑内静脉的横断层 MR T$_2$ 加权图像

1　额骨 frontal bone
2　额上回 superior frontal gyrus
3　额中回 middle frontal gyrus
4　额下回 inferior frontal gyrus
5　中央前回 precentral gyrus
6　中央后回 postcentral gyrus
7　缘上回 supramarginal gyrus
8　角回 angular gyrus
9　枕叶 occipital lobe
10　枕骨 occipital bone
11　上矢状窦 superior sagittal sinus
12　大脑镰 cerebral falx
13　胼胝体压部 splenium of corpus callosum
14　壳 putamen
15　岛叶 insular lobe
16　外侧沟 lateral sulcus
17　中央沟 central sulcus
18　中央前沟 precentral sulcus
19　尾状核 caudate nucleus
20　额下沟 inferior frontal sulcus
21　额上沟 superior frontal sulcus
22　侧脑室前角 anterior horn of lateral ventricle
23　胼胝体膝 genu of corpus callosum
24　帆间池 cistern of velum interpositum
25　侧脑室三角区 trigone of lateral ventricle
26　大脑大静脉 great cerebral vein
27　顶枕沟 parietooccipital sulcus
28　距状沟 calcarine sulcus

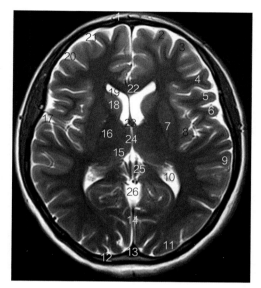

图 2-33 经第三脑室和大脑内静脉的横断层 MR T₂ 加权图像

1	额骨 frontal bone	2	额上回 superior frontal gyrus
3	额中回 middle frontal gyrus	4	额下回 inferior frontal gyrus
5	中央前回 precentral gyrus	6	中央后回 postcentral gyrus
7	壳 putamen	8	岛叶 insular lobe
9	颞上回 superior temporal gyrus		
10	侧脑室后角 posterior horn of lateral ventricle		
11	枕叶 occipital lobe	12	枕骨 occipital bone
13	上矢状窦 superior sagittal sinus	14	大脑镰 cerebral falx
15	背侧丘脑 dorsal thalamus	16	内囊 internal capsule
17	外侧沟 lateral sulcus	18	尾状核 caudate nucleus
19	侧脑室前角 anterior horn of lateral ventricle		
20	额下沟 inferior frontal sulcus	21	额上沟 superior frontal sulcus
22	胼胝体膝 genu of corpus callosum	23	穹窿 fornix
24	第三脑室 third ventricle		
25	大脑内静脉 internal cerebral veins		
26	大脑大静脉池 cistern of great cerebral vein		

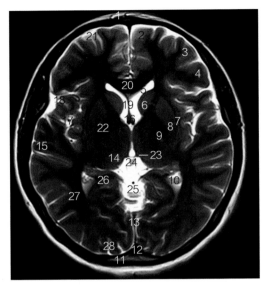

图 2-34　经松果体的横断层 MR T₂ 加权图像

1　额骨 frontal bone

2　额上回 superior frontal gyrus

3　额中回 middle frontal gyrus

4　额下回 inferior frontal gyrus

5　侧脑室前角 anterior horn of lateral ventricle

6　尾状核 caudate nucleus

7　外囊 capsula externa

8　壳 putamen

9　苍白球 globus pallidus

10　侧脑室后角 posterior horn of lateral ventricle

11　枕骨 occipital bone

12　上矢状窦 superior sagittal sinus

13　大脑镰 cerebral falx

14　背侧丘脑 dorsal thalamus

15　颞上回 superior temporal gyrus

16　穹窿 fornix

17　外侧沟 lateral sulcus

18　中央沟 central sulcus

19　透明隔 septum pellucidum

20　胼胝体膝 genu of corpus callosum

21　额上沟 superior frontal sulcus

22　内囊 internal capsule

23　缰三角 habenular trigon

24　松果体 pineal body

25　小脑上池 superior cerebellar cistern

26　海马旁回 parahippocampal gyrus

27　视辐射 optic radiation

28　枕叶 occipital lobe

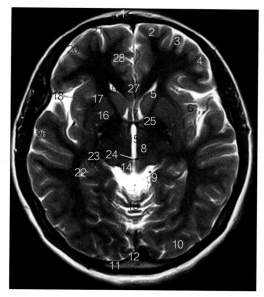

图 2-35 经前、后连合的横断层 MR T₂ 加权图像

1 额骨 frontal bone	2 额上回 superior frontal gyrus
3 额中回 middle frontal gyrus	4 额下回 inferoir frontal gyrus
5 尾状核 caudate nucleus	6 岛叶 insular lobe
7 透明隔 septum pellucidum	8 背侧丘脑 dorsal thalamus
9 钩 uncus	10 枕叶 occipital lobe
11 枕骨 occipital bone	12 上矢状窦 superior sagittal sinus
13 小脑蚓 cerebellar vermis	14 上丘 superior colliculus
15 第三脑室 third ventricle	16 壳 putamen
17 外囊 capsula externa	18 外侧沟 lateral sulcus
19 侧脑室前角 anterior horn of lateral ventricle	
20 额下沟 inferior frontal sulcus	21 额上沟 superior frontal sulcus
22 侧脑室下角 inferior horn of lateral ventricle	
23 四叠体池 quadrigeminal cistern	24 后连合 posteroir commissure
25 前连合 anteroir commissure	26 颞上回 superior temporal gyrus
27 胼胝体膝 genu of corpus callosum	28 扣带沟 cingulate sulcus

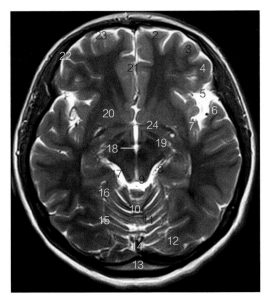

图 2-36　经上丘和红核的横断层 MR T$_2$ 加权图像

1	额骨 frontal bone	2	额上回 superior frontal gyrus
3	额中回 middle frontal gyrus	4	额下回 inferior frontal gyrus
5	外侧沟 lateral sulcus	6	颞上回 superior temporal gyrus
7	岛叶 insular lobe	8	钩 uncus
9	上丘 superior colliculus	10	小脑蚓 cerebellar vermis
11	小脑半球 cerebellar hemispheres		
12	枕颞外侧回 lateral occipitotemporal gyrus		
13	枕骨 occipital bone	14	窦汇 confluence of sinus
15	枕颞沟 occipitotemporal sulcus	16	小脑幕 tentorium of cerebellum
17	环池 cisterna ambiens	18	脚间池 interpeduncular cistern
19	视束 optic tract		
20	壳与尾状核 putamen and caudate nueleus		
21	额内侧回 medial frontal gyrus	22	额下沟 inferior frontal sulcus
23	额上沟 superior frontal sulcus	24	前连合 anteroir commissure

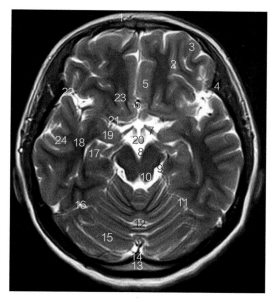

图 2-37　经视束和下丘的横断层 MR T₂ 加权图像

1　额骨 frontal bone

2　眶沟 orbital sulcus

3　眶回 orbital gyrus

4　蝶骨大翼 greater wing of sphenoid bone

5　直回 gyrus rectus

6　大脑前动脉 anterior cerebral artery

7　视束 optic tract

8　脚间池 interpeduncular cistern

9　环池 cisterna ambiens

10　下丘 inferior colliculus

11　小脑幕 tentorium of cerebellum

12　小脑蚓 cerebellar vermis

13　枕骨 occipital bone

14　窦汇 confluence of sinus

15　小脑半球 cerebellar hemisphere

16　枕颞沟 occipitotemporal sulcus

17　海马 hippocampus

18　侧脑室下角 inferior horn of lateral ventricle

19　杏仁复合体 amygdaloid complex

20　乳头体 mamillary body

21　大脑中动脉 middle cerebral artery

22　外侧沟 lateral sulcus

23　嗅束沟 olfactory sulcus

24　颞叶 temporal lobe

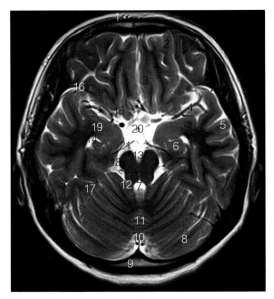

图 2-38　经垂体柄和脚间池的横断层 MR T$_2$ 加权图像

1　额骨 frontal bone
2　眶回 orbital gyrus
3　直回 gyrus rectus
4　大脑中动脉 middle cerebral artery
5　颞叶 temporal lobe
6　海马 hippocampus
7　第四脑室 fourth ventricle
8　小脑半球 cerebellar hemisphere
9　枕骨 occipital bone
10　枕窦 occipital sinus
11　小脑蚓 cerebellar vermis
12　小脑上脚 superior cerebellar peduncle
13　脚间池 interpeduncular cistern
14　侧脑室下角 inferior horn of lateral ventricle
15　嗅束 olfactory tract
16　外侧沟 lateral sulcus
17　小脑幕 tentorium of cerebellum
18　环池 cisterna ambiens
19　杏仁复合体 amygdaloid complex
20　垂体柄 manubrium of hypophysis
21　大脑后动脉 posterior cerebral artery

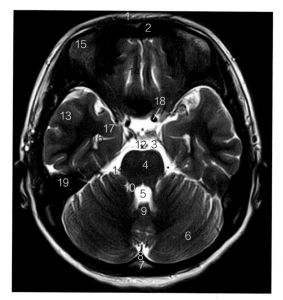

图 2-39　经脑桥上部和小脑上脚的横断层 MR T$_2$ 加权图像

1　额骨 frontal bone
2　额窦 frontal sinus

3　桥池 pontine cistern
4　脑桥 pons

5　第四脑室 fourth ventricle
6　小脑半球 cerebellar hemisphere

7　枕骨 occipital bone
8　枕窦 occipital sinus

9　小脑蚓 cerebellar vermis

10　小脑上脚 superior cerebellar peduncle

11　脑桥小脑角池 cistern of pontocerebellar trigone

12　基底动脉 basilar artery
13　颞叶 temporal lobe

14　额叶 frontal lobe

15　额骨眶板 orbital plate of frontal bone

16　侧脑室下角 inferior horn of lateral ventricle

17　杏仁复合体 amygdaloid complex
18　颈内动脉 interal carotid artery

19　颞骨岩部 petrous part of temporal bone

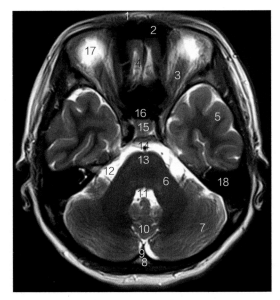

图 2-40　经垂体和小脑中脚的横断层 MR T$_2$ 加权图像

1　额骨 frontal bone　　　　　　　　2　额窦 frontal sinus

3　上直肌 superior rectus

4　筛骨鸡冠 crista galli of ethmoid bone

5　颞叶 temporal lobe

6　小脑中脚 middle cerebellar peduncle　　7　小脑半球 cerebellar hemisphere

8　枕骨 occipital bone　　　　　　　　9　枕窦 occipital sinus

10　小脑蚓 cerebellar vermis　　　　　　11　第四脑室 fourth ventricle

12　脑桥小脑角池 cistern of pontocerebellar trigone

13　脑桥 pons

14　基底动脉 basilar artery　　　　　　15　垂体 hypophysis

16　蝶窦 sphenoidal sinus　　　　　　17　眼球 eyeball

18　颞骨岩部 petrous part of temporal bone

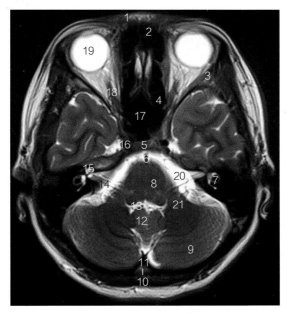

图 2-41 经面神经和前庭蜗神经的横断层 MR T₂ 加权图像

1 额骨 frontal bone 2 额窦 frontal sinus

3 外直肌 lateral rectus 4 筛窦 ethmoid sinus

5 鞍背 dorsum sellae 6 基底动脉 basilar artery

7 半规管 semicircular canals 8 脑桥 pons

9 小脑半球 cerebellar hemisphere 10 枕骨 occipital bone

11 枕窦 occipital sinus 12 小脑蚓 cerebellar vermis

13 第四脑室 fourth ventricle

14 面神经和前庭窝神经 facial and vestibulocochlear nerves

15 内耳门 internal acoustic pore 16 颈内动脉 interal carotid artery

17 蝶窦 sphenoidal sinus 18 内直肌 medial rectus

19 眼球 eyeball

20 脑桥小脑角池 cistern of pontocerebellar trigone

21 小脑中脚 middle cerebellar peduncle

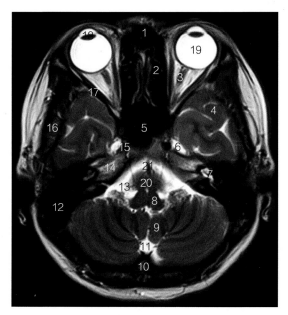

图 2-42　经三叉神经腔和展神经的横断层 MR T₂ 加权图像

1　额窦 frontal sinus	2　筛窦 ethmoid sinus
3　视神经 optic nerve	4　颞叶 temporal lobe
5　蝶窦 sphenoidal sinus	6　三叉神经腔 trigeminal cavity
7　耳蜗 cochlea	
8　小脑下脚 inferior cerebellar peduncle	9　小脑扁桃体 tonsil of cerebelum
10　枕骨 occipital bone	11　小脑溪 cerebellar valley
12　乳突窦 mastoid sinus	

13　脑桥小脑角池 cistern of pontocerebellar trigone

14　颈动脉管 carotid canal

15　颈内动脉 interal carotid artery

16　颞骨鳞部 squamous part of temporal bone

17　外直肌 lateral rectus	18　晶状体 lens
19　眼球 eyeball	20　脑桥 pons

21　基底动脉 basilar artery

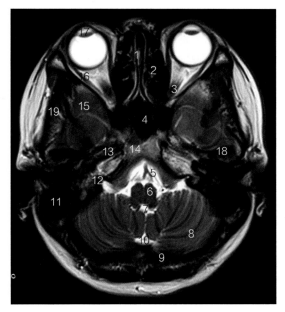

图 2-43 经延髓和舌下神经管的横断层 MR T$_2$ 加权图像

1 鼻中隔 nasal septum
2 筛窦 ethmoid sinus
3 视神经 optic nerve
4 蝶窦 sphenoidal sinus
5 延池和椎动脉 medullary cistern and vertebral artery
6 延髓 medulla oblongata
7 第四脑室 fourth ventricle
8 小脑半球 cerebellar hemisphere
9 枕骨 occipital bone
10 小脑延髓池 cerebellomedullary cistern
11 乳突小房 mastoid cells
12 颈静脉孔 jugular foramen
13 咽鼓管软骨部 cartilaginous part of auditory tube
14 斜坡 clivus
15 颞叶 temporal lobe
16 外直肌 lateral rectus
17 晶状体 lens
18 下颌头 head of mandible
19 颞骨与颞肌 temporal bone and temporalis

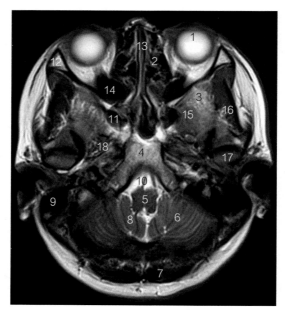

图 2-44　经下颌头的横断层 MR T$_2$ 加权图像

1　眼球 eyeball	2　筛窦 ethmoid sinus

3　颞下间隙 infratemporal space

4　枕骨基底部 basilar part of occipital bone

5　延髓 medulla oblongata

6　小脑半球 cerebellar hemisphere	7　头半棘肌 semispinalis capitis
8　小脑扁桃体 tonsil of cerebellum	9　乳突小房 mastoid cells
10　椎动脉 vertebral artery	11　蝶窦 sphenoidal sinus
12　颧骨 zygomatic bone	13　鼻中隔 nasal septum
14　上颌窦 maxillary sinus	15　翼外肌 lateral pterygoid
16　颞肌 temporalis	17　下颌头 head of mandible

18　咽鼓管软骨部 cartilaginous part of auditory tube

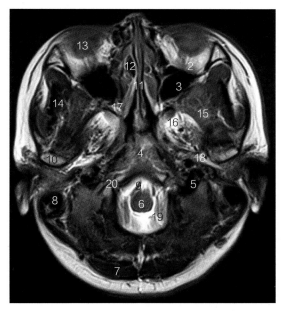

图 2-45　经下颌颈的横断层 MR T$_2$ 加权图像

1	颧骨 zygomatic bone	2	眶脂体 adipose body of orbit

3　上颌窦 maxillary sinus

4　枕骨基底部 basilar part of occipital bone

5	颈内静脉 internal jugular vein	6	延髓 medulla oblongata
7	头半棘肌 semispinalis capitis	8	乳突小房 mastoid cells
9	椎动脉 vertebral artery	10	下颌颈 neck of mandible
11	鼻中隔 nasal septum	12	筛窦 ethmoid sinus
13	眼球 eyeball	14	颞肌 temporalis

15　翼外肌 lateral pterygoid

16　咽外侧间隙 lateral pharyngeal space

17　翼腭窝与翼腭动脉 pterygopalatine fossa and artery

18	颈内动脉 internal carotid artery	19	小脑扁桃体 tonsil of cerebellum

20　舌下神经管与舌下神经 hypoglossal canal and nerve

第三章 颅脑矢状断层 MR 图像

第一节 颅脑矢状断层 MR T_1 加权图像

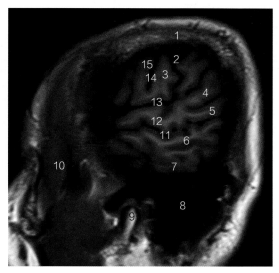

图 3-1 经左颞下颌关节外侧部的矢状断层 MR T_1 加权图像

1 顶骨 parietal bone	2 中央后沟 postcentral sulcus
3 中央后回 postcentral gyrus	4 缘上回 supramarginal gyrus
5 角回 angular gyrus	6 颞中回 middile temporal gyrus
7 颞下回 inferior temporal gyrus	8 颞骨 temporal bone
9 下颌头 head of mandible	10 颞肌 temporalis
11 颞上沟 superior temporal sulcus	12 颞上回 superior temporal gyrus
13 外侧沟 lateral sulcus	14 中央沟 central sulcus
15 中央前回 precentral gyrus	

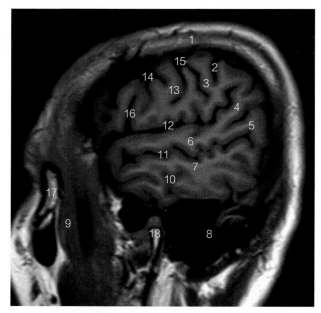

图 3-2 经左颞下颌关节内侧部的矢状断层 MR T₁ 加权图像

1　顶骨 parietal bone	2　中央后沟 postcentral sulcus
3　中央后回 postcentral gyrus	4　缘上回 supramarginal gyrus
5　角回 angular gyrus	6　颞上回 superior temporal gyrus
7　颞中回 middle temporal gyrus	8　颞骨 temporal bone
9　颞肌 temporalis	10　颞下沟 inferior temporal sulcus
11　颞上沟 superior temporal sulcus	12　外侧沟 lateral sulcus
13　中央前回 precentral gyrus	14　中央前沟 precentral sulcus
15　中央沟 central sulcus	16　Broca 区 Broca area
17　颧骨 zygomatic bone	18　下颌头 head of mandible

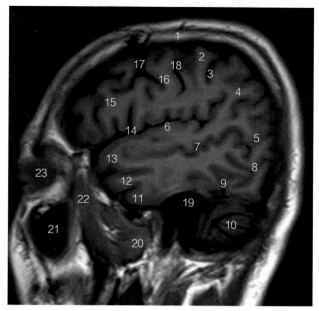

图 3-3 经左颞横回外侧部的矢状断层 MR T₁ 加权图像

1	顶骨 parietal bone	2	中央后回 postcentral gyrus
3	中央后沟 postcentral sulcus	4	缘上回 supramarginal gyrus
5	角回 angular gyrus	6	颞横回 transverse temporal gyri
7	颞上沟 superior temporal sulcus	8	枕叶 occipital lobe
9	枕颞外侧回 lateral occipitotemporal gyrus		
10	小脑半球 cerebellar hemisphere	11	颞下回 inferior temporal gyrus
12	颞中回 middile temporal gyrus	13	颞上回 superior temporal gyrus
14	外侧沟 lateral sulcus	15	额下回 inferior frontal gyrus
16	中央前回 precentral gyrus	17	中央前沟 precentral sulcus
18	中央沟 central sulcus		
19	颞骨岩部 petrous part of temporal bone		
20	翼外肌 lateral pterygoid	21	上颌窦 maxillary sinus
22	颞肌 temporalis	23	外眦 lateral angle of eye

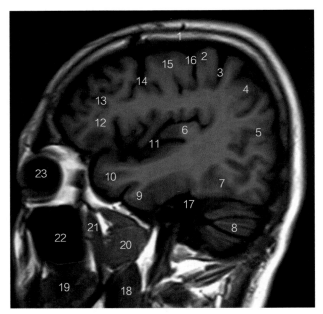

图 3-4 经左颞横回内侧部的矢状断层 MR T₁ 加权图像

1	顶骨 parietal bone	2	中央后回 postcentral gyrus
3	中央后沟 postcentral sulcus	4	缘上回 supramarginal gyrus
5	角回 angular gyrus	6	颞横回 transverse temporal gyri
7	枕颞外侧回 lateral occipitotemporal gyrus		
8	小脑半球 cerebellar hemisphere	9	颞中回 middile temporal gyrus
10	颞上回 superior temporal gyrus	11	外侧沟 lateral sulcus
12	额下回 inferior frontal gyrus	13	额下沟 inferior frontal sulcus
14	中央前沟 precentral sulcus	15	中央前回 precentral gyrus
16	中央沟 central sulcus		
17	颞骨岩部 petrous part of temporal bone		
18	翼内肌 medial pterygoid	19	颊肌 buccinator
20	翼外肌 lateral pterygoid	21	颞肌 temporalis
22	上颌窦 maxillary sinus	23	眼球 eyeball

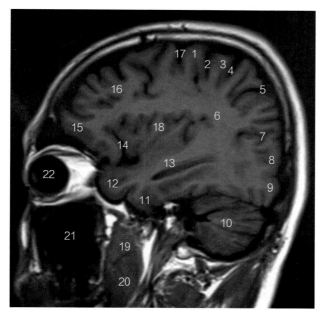

图 3-5　经左侧脑室下角和岛叶的矢状断层 MR T₁ 加权图像

1	中央前回 precentral gyrus	2	中央沟 central sulcus
3	中央后回 postcentral gyrus	4	中央后沟 postcentral sulcus
5	顶内沟 intraparietal sulcus		
6	上纵束 superior longitudinal fasciculus	7	顶枕沟 parietooccipital sulcus
8	枕叶 occipital lobe	9	舌回 lingual gyrus
10	小脑半球 cerebellar hemisphere	11	颞下回 inferior temporal gyrus
12	颞中回 middile temporal gyrus	13	颞上回 superior temporal gyrus
14	外侧沟 lateral sulcus	15	额下回 inferior frontal gyrus
16	额中回 middle frontal gyrus	17	中央前沟 precentral sulcus
18	岛叶 insular lobe	19	翼外肌 lateral pterygoid
20	翼内肌 medial pterygoid	21	上颌窦 maxillary sinus
22	眼球 eyeball		

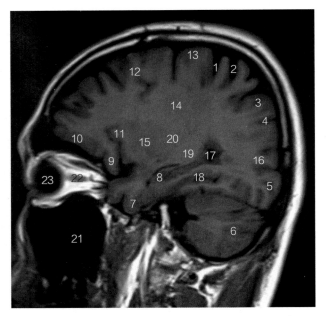

图 3-6   经左海马和壳的矢状断层 MR T₁ 加权图像

1	中央沟 central sulcus	2	中央后沟 postcentral sulcus
3	顶上小叶 superior parietal lobule	4	顶枕沟 parietooccipital sulcus
5	舌回 lingual gyrus	6	小脑半球 cerebellar hemisphere
7	颞中回 middle temporal gyrus	8	海马 hippocampus
9	额下回 inferior frontal gyrus	10	眶回 orbital gyrus
11	岛叶 insular lobe	12	额上回 superior frontal gyrus
13	中央前回 precentral gyrus	14	辐射冠 corona radiata
15	壳 putamen	16	枕叶 occipital lobe
17	侧脑室 lateral ventricle	18	侧副沟 collateral sulcus
19	背侧丘脑 dorsal thalamus	20	内囊 internal capsule
21	上颌窦 maxillary sinus	22	视神经 optic nerve
23	眼球 eyeball		

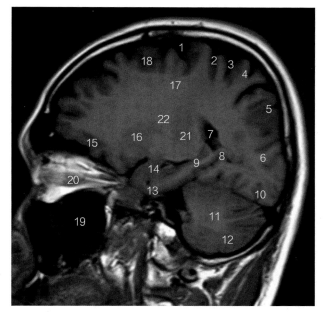

图 3-7 经左海马和杏仁体的矢状断层 MR T₁ 加权图像

1　中央前沟 precentral sulcus　　　　　2　中央沟 central sulcus

3　中央后沟 postcentral sulcus　　　　4　顶上小叶 superior parietal lobule

5　顶枕沟 parietooccipital sulcus　　　　6　楔叶 cuneus

7　侧脑室三角区 trigone of lateral ventricle

8　距状沟 calcarine sulcus　　　　　　9　海马旁回 parahippocampal gyrus

10　舌回 lingual gyrus

11　小脑中脚 middle cerebellar peduncle

12　小脑半球 cerebellar hemisphere　　13　钩 uncus

14　杏仁体 amygdala　　　　　　　　15　眶回 orbital gyrus

16　壳 putamen　　　　　　　　　　17　辐射冠 corona radiata

18　额上回 superior frontal gyrus　　　19　上颌窦 maxillary sinus

20　内直肌 medial rectus　　　　　　21　背侧丘脑 dorsal thalamus

22　内囊 internal capsule

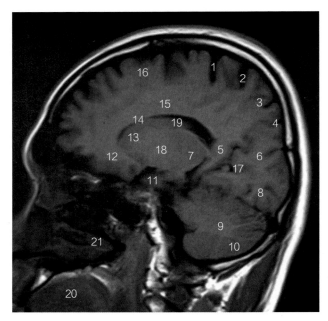

图 3-8　经左内囊膝的矢状断层 MR T_1 加权图像

1	中央沟 central sulcus	2	中央后沟 postcentral sulcus
3	楔前叶 precuneus	4	顶枕沟 parietooccipital sulcus
5	扣带回峡 isthmus of cingulate gyrus	6	楔叶 cuneus
7	背侧丘脑 dorsal thalamus	8	舌回 lingual gyrus
9	小脑中脚 middle cerebellar peduncle	10	小脑半球 cerebellar hemisphere
11	钩 uncus	12	直回 gyrus rectus
13	尾状核 caudate nucleus		
14	胼胝体干 trunk of corpus callosum	15	扣带 cingulum
16	额上回 superior frontal gyrus	17	距状沟 calcarine sulcus
18	内囊 internal capsule	19	侧脑室 lateral ventricle
20	舌 tongue	21	下鼻甲 inferior nasal concha

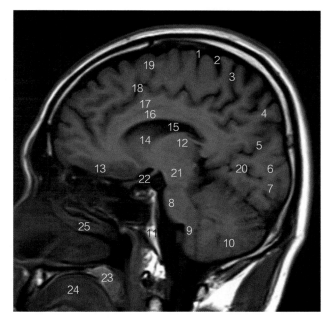

图 3-9 经左侧脑室中央部和脑干的矢状断层 MR T₁ 加权图像

1 中央前沟 precentral sulcus
2 中央沟 central sulcus
3 中央后沟 postcentral sulcus
4 楔前叶 precuneus
5 顶枕沟 parietooccipital sulcus
6 楔叶 cuneus
7 舌回 lingual gyrus
8 脑桥 pons
9 延髓 medulla oblongata
10 小脑半球 cerebellar hemisphere
11 斜坡 clivus
12 背侧丘脑 dorsal thalamus
13 直回 gyrus rectus
14 尾状核 caudate nucleus
15 侧脑室 lateral ventricle
16 胼胝体 corpus callosum
17 扣带回 cingulate gyrus
18 扣带沟 cingulate sulcus
19 额上回 superior frontal gyrus
20 距状沟 calcarine sulcus
21 中脑 midbrain
22 视交叉 optic chiasma
23 软腭 soft palate
24 舌 tongue
25 中鼻甲 middle nasal concha

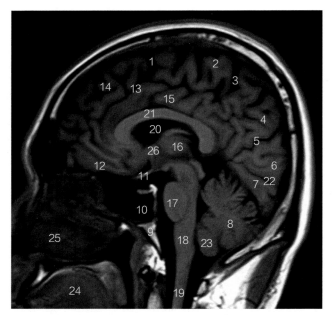

图 3-10 经头部左旁正中矢状断层 MR T₁ 加权图像

1　中央旁沟 paracentral sulcus　　　　2　中央旁小叶 paracentral lobule

3　扣带沟边缘支 marginal ramus of cingnlate sulcus

4　楔前叶 precuneus　　　　　　　　　5　顶枕沟 parietooccipital sulcus

6　楔叶 cuneus　　　　　　　　　　　 7　舌回 lingual gyrus

8　小脑半球 cerebellar hemisphere　　 9　斜坡 clivus

10　蝶窦 sphenoidal sinus　　　　　　 11　视交叉 optic chiasma

12　直回 gyrus rectus　　　　　　　　 13　扣带沟 cingulate sulcus

14　额上回 superior frontal gyrus　　　 15　扣带回 cingulate gyrus

16　背侧丘脑 dorsal thalamus　　　　　17　脑桥基底部 basilar part of pons

18　延髓 medulla oblongata　　　　　　19　脊髓 spinal cord

20　侧脑室 lateral ventricle　　　　　　21　胼胝体 corpus callosum

22　距状沟 calcarine sulcus　　　　　　23　小脑扁桃体 tonsil of cerebellum

24　舌 tongue　　　　　　　　　　　　25　下鼻甲 inferior nasal concha

26　前连合 anterior commissure

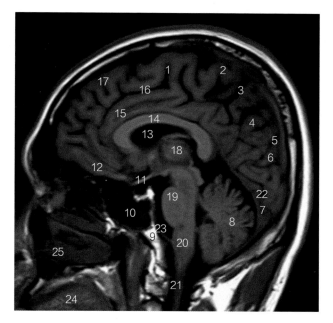

图 3-11　经头部右旁正中矢状断层 MR T₁ 加权图像

1	中央旁沟 paracentral sulcus	2	中央旁小叶 paracentral lobule
3	扣带沟边缘支 marginal ramus of cingnlate sulcus		
4	楔前叶 precuneus	5	顶枕沟 parietooccipital sulcus
6	楔叶 cuneus	7	舌回 lingual gyrus
8	小脑半球 cerebellar hemisphere	9	斜坡 clivus
10	蝶窦 sphenoidal sinus	11	视交叉 optic chiasma
12	直回 gyrus rectus	13	侧脑室 lateral ventricle
14	胼胝体 corpus callosum	15	扣带回 cingulate gyrus
16	扣带沟 cingulate sulcus	17	额上回 superior frontal gyrus
18	背侧丘脑 dorsal thalamus	19	脑桥基底部 basilar part of pons
20	延髓 medulla oblongata	21	脊髓 spinal cord
22	距状沟 calcarine sulcus	23	展神经 abducent nerve
24	舌 tongue	25	下鼻甲 inferior nasal concha

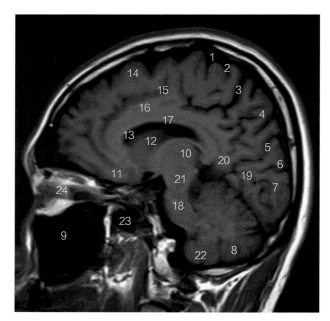

图 3-12 经右侧脑室中央部和脑干的矢状断层 MR T₁ 加权图像

1 中央前沟 precentral sulcus
2 中央沟 central sulcus
3 扣带沟边缘支 marginal ramus of cingnlate sulcus
4 楔前叶 precuneus
5 顶枕沟 parietooccipital sulcus
6 楔叶 cuneus
7 舌回 lingual gyrus
8 小脑半球 cerebellar hemisphere
9 上颌窦 maxillary sinus
10 背侧丘脑 dorsal thalamus
11 直回 gyrus rectus
12 尾状核 caudate nucleus
13 侧脑室 lateral ventricle
14 额上回 superior frontal gyrus
15 扣带沟 cingulate sulcus
16 扣带回 cingulate gyrus
17 胼胝体 corpus callosum
18 脑桥 pons
19 距状沟 calcarine sulcus
20 扣带回峡 isthmus of cingulate gyrus
21 中脑 midbrain
22 小脑扁桃体 tonsil of cerebellum
23 蝶窦 sphenoidal sinus
24 内直肌 rectus medialis

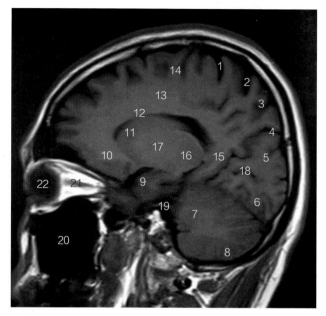

图 3-13 经右内囊膝的矢状断层 MR T₁ 加权图像

1 中央沟 central sulcus	2 中央后沟 postcentral sulcus
3 楔前叶 precuneus	4 顶枕沟 parietooccipital sulcus
5 楔叶 cuneus	6 舌回 lingual gyrus
7 小脑中脚 middle cerebellar peduncle	8 小脑半球 cerebellar hemisphere
9 钩 uncus	10 直回 gyrus rectus
11 尾状核 caudate nucleus	
12 胼胝体干 trunk of corpus callosum	13 扣带 cingulum
14 额上回 superior frontal gyrus	
15 扣带回峡 isthmus of cingulate gyrus	16 背侧丘脑 dorsal thalamus
17 内囊 internal capsule	18 距状沟 calcarine sulcus
19 三叉神经 trigeminal nerve	20 上颌窦 maxillary sinus
21 视神经 optic nerve	22 眼球 eyeball

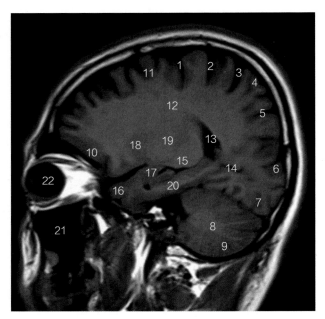

图 3-14　经右海马和杏仁体的矢状断层 MR T_1 加权图像

1	中央前沟 precentral sulcus	2	中央沟 central sulcus
3	中央后沟 postcentral sulcus	4	顶上小叶 superior parietal lobule
5	顶枕沟 parietooccipital sulcus	6	枕叶 occipital lobe
7	舌回 lingual gyrus		
8	小脑中脚 middle cerebellar peduncle	9	小脑半球 cerebellar hemisphere
10	眶回 orbital gyrus	11	额上回 superior frontal gyrus
12	辐射冠 corona radiata		
13	侧脑室三角区 trigone of lateral ventricle		
14	距状沟 calcarine sulcus	15	背侧丘脑 dorsal thalamus
16	钩 uncus	17	杏仁体 amygdala
18	壳 putamen	19	内囊 internal capsule
20	海马旁回 parahippocampal gyrus	21	上颌窦 maxillary sinus
22	眼球 eyeball		

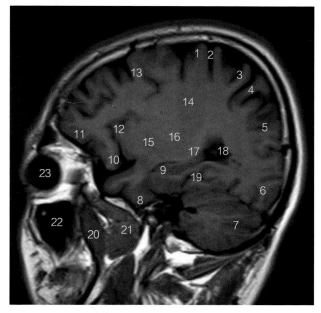

图 3-15　经右海马和壳的矢状断层 MR T₁ 加权图像

1	中央前回 precentral gyrus	2	中央沟 central sulcus
3	中央后沟 postcentral sulcus	4	顶上小叶 superior parietal lobule
5	顶枕沟 parietooccipital sulcus	6	舌回 lingual gyrus
7	小脑半球 cerebellar hemisphere	8	颞中回 middle temporal gyrus
9	海马 hippocampus	10	额下回 inferior frontal gyrus
11	眶回 orbital gyrus	12	岛叶 insular lobe
13	额上回 superior frontal gyrus	14	辐射冠 corona radiata
15	壳 putamen	16	内囊 internal capsule
17	背侧丘脑 dorsal thalamus		
18	侧脑室三角区 trigone of lateral ventricle		
19	侧副沟 collateral sulcus	20	颞肌 temporalis
21	翼外肌 lateral pterygoid	22	上颌窦 maxillary sinus
23	眼球 eyeball		

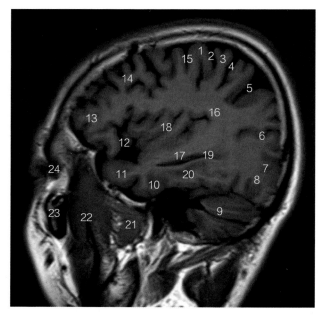

图 3-16　经右侧脑室下角和岛叶的矢状断层 MR T₁ 加权图像

1	中央前回 precentral gyrus	2	中央沟 central sulcus
3	中央后回 postcentral gyrus	4	中央后沟 postcentral sulcus
5	顶内沟 intraparietal sulcus	6	顶枕沟 parietooccipital sulcus
7	枕叶 occipital lobe	8	舌回 lingual gyrus
9	小脑半球 cerebellar hemisphere	10	颞下回 inferior temporal gyrus
11	颞中回 middle temporal gyrus	12	外侧沟 lateral sulcus
13	额下回 inferior frontal gyrus	14	额中回 middle frontal gyrus
15	中央前沟 precentral sulcus		
16	上纵束 superior longitudinal fasciculus	17	颞上回 superior temporal gyrus
18	岛叶 insular lobe		
19	侧脑室下角 inferior horn of lateral ventricle		
20	侧副沟 collateral sulcus	21	翼外肌 lateral pterygoid
22	颞肌 temporalis	23	颧骨 zygomatic bone
24	外眦 lateral angle of eye		

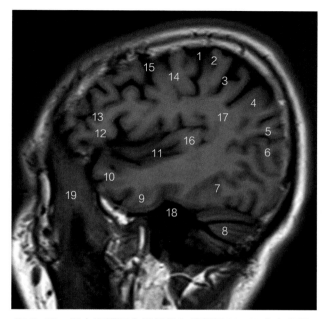

图 3-17　经右颞横回内侧部的矢状断层 MR T₁ 加权图像

1	中央沟 central sulcus	2	中央后回 postcentral gyrus
3	中央后沟 postcentral sulcus	4	缘上回 supramarginal gyrus
5	角回 angular gyrus	6	顶下小叶 inferior parietal lobule
7	枕颞外侧回 lateral occipitotemporal gyrus		
8	小脑半球 cerebellar hemisphere	9	颞中回 middile temporal gyrus
10	颞上回 superior temporal gyrus	11	外侧沟 lateral sulcus
12	额下回 inferior frontal gyrus	13	额下沟 inferior frontal sulcus
14	中央前回 precentral gyrus	15	中央前沟 precentral sulcus
16	颞横回 transverse temporal gyri		
17	上纵束 superior longitudinal fasciculus		
18	颞骨岩部 petrous part of temporal bone		
19	颞肌 temporalis		

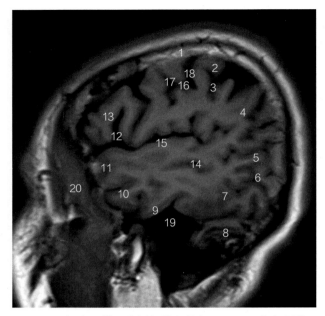

图 3-18　经右颞横回外侧部的矢状断层 MR T₁ 加权图像

1　顶骨 parietal bone	2　中央后回 postcentral gyrus
3　中央后沟 postcentral sulcus	4　缘上回 supramarginal gyrus
5　角回 angular gyrus	6　枕叶 occipital lobe
7　枕颞外侧回 lateral occipitotemporal gyrus	
8　小脑半球 cerebellar hemisphere	9　颞下回 inferior temporal gyrus
10　颞中回 middle temporal gyrus	11　颞上回 superior temporal gyrus
12　外侧沟 lateral sulcus	13　额下回 inferior frontal gyrus
14　颞上沟 superior temporal sulcus	15　颞横回 transverse temporal gyri
16　中央前回 precentral gyrus	17　中央前沟 precentral sulcus
18　中央沟 central sulcus	
19　颞骨岩部 petrous part of temporal bone	
20　颞肌 temporalis	

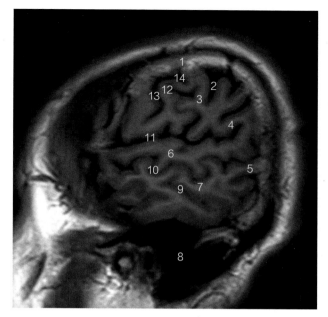

图 3-19 经右颞下颌关节外侧部的矢状断层 MR T$_1$ 加权图像

1	顶骨 parietal bone	2	中央后沟 postcentral sulcus
3	中央后回 postcentral gyrus	4	缘上回 supramarginal gyrus
5	角回 angular gyrus	6	颞上回 superior temporal gyrus
7	颞中回 middle temporal gyrus	8	颞骨 temporal bone
9	颞下沟 inferior temporal sulcus	10	颞上沟 superior temporal sulcus
11	外侧沟 lateral sulcus	12	中央前回 precentral gyrus
13	中央前沟 precentral sulcus	14	中央沟 central sulcus

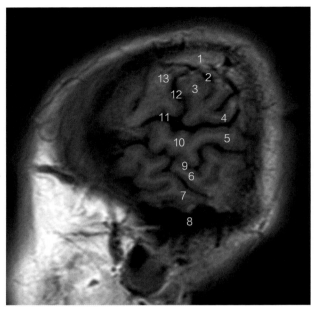

图 3-20 经右外耳门的矢状断层 MR T₁ 加权图像

1 顶骨 parietal bone	2 中央后沟 postcentral sulcus
3 中央后回 postcentral gyrus	4 缘上回 supramarginal gyrus
5 角回 angular gyrus	6 颞中回 middile temporal gyrus
7 颞下回 inferior temporal gyrus	8 颞骨 temporal bone
9 颞上沟 superior temporal sulcus	10 颞上回 superior temporal gyrus
11 外侧沟 lateral sulcus	12 中央沟 central sulcus
13 中央前回 precentral gyrus	

第二节　颅脑矢状断层 MR T₂ 加权图像

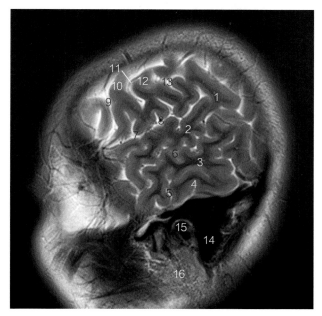

图 3-21　经左颞下颌关节外侧部的矢状断层 MR T₂ 加权图像

1	缘上回 supramarginal gyrus	2	颞上回 superior temporal gyrus
3	颞中回 middle temporal gyrus	4	颞下回 inferior temporal gyrus
5	颞下沟 inferior temporal sulcus	6	颞上沟 superior temporal sulcus
7	外侧沟 lateral sulcus	8	大脑中动脉 middle cerebral artery
9	中央前沟 precentral sulcus	10	中央前回 precentral gyrus
11	中央沟 central sulcus	12	中央后回 postcentral gyrus
13	中央后沟 postcentral sulcus	14	乳突 mastoid process
15	外耳门 external acoustic porn	16	腮腺 parotid gland

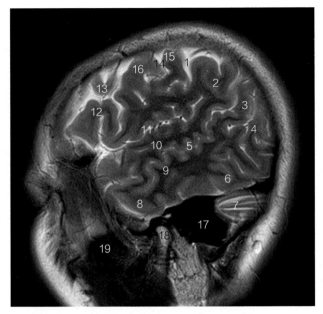

图 3-22　经左颞下颌关节内侧部的矢状断层 MR T₂ 加权图像

1　中央后沟 postcentral sulcus　　　　　2　缘上回 supramarginal gyrus

3　角回 angular gyrus　　　　　　　　　4　顶下小叶 inferior parietal lobule

5　颞上沟 superior temporal sulcus

6　枕颞外侧回 lateral parietooccipital gyrus

7　小脑半球 cerebellar hemisphere　　　　8　颞下回 inferior temporal gyrus

9　颞中回 middle temporal gyrus　　　　10　颞上回 superior temporal gyrus

11　外侧沟 lateral sulcus　　　　　　　 12　额下回 inferior frontal gyrus

13　额中回 middle frontal gyrus　　　　 14　中央沟 central sulcus

15　中央前回 precentral gyrus　　　　　 16　中央前回 precentral gyrus

17　颞骨 temporal bone　　　　　　　　18　下颌头 head of mandible

19　颞肌 temporalis

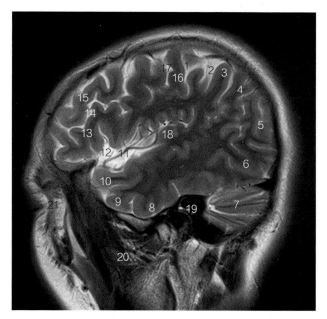

图 3-23　经左颞横回的矢状断层 MR T₂ 加权图像

1	中央沟 central sulcus	2	中央后沟 postcentral sulcus
3	缘上回 supramarginal gyrus	4	角回 angular gyrus
5	顶下小叶 inferior parietal lobule		
6	枕颞外侧回 lateral occipitotemporal gyrus		
7	小脑半球 cerebellar hemisphere	8	颞下回 inferior temporal gyrus
9	颞中回 middile temporal gyrus	10	颞上回 superior temporal gyrus
11	大脑中动脉 middle cerebral artery	12	外侧沟 lateral sulcus
13	额下回 inferior frontal gyrus	14	额下沟 inferior frontal sulcus
15	额中回 middile frontal gyrus	16	中央前回 precentral gyrus
17	中央前沟 precentral sulcus	18	颞横回 transverse temporal gyri
19	颈内动脉 internal carotid artery	20	颞肌 temporalis
21	外眦 lateral angle of eye		

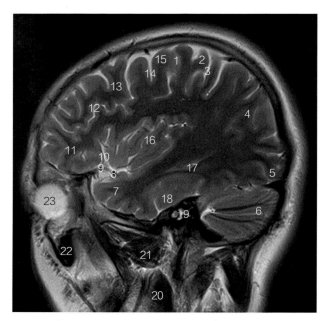

图 3-24　经左侧脑室下角和岛叶的矢状断层 MR T₂ 加权图像

1　中央沟 central sulcus	2　中央后回 postcentral gyrus
3　中央后沟 postcentral sulcus	4　顶上小叶 superior parietal lobule
5　枕叶 occipital lobe	6　小脑半球 cerebellar hemisphere
7　颞中回 middle temporal gyrus	8　大脑中动脉 middle cerebral artery
9　大脑中浅静脉 superficial middle cerebral vein	
10　外侧沟 lateral sulcus	
11　额下回 inferior frontal gyrus	12　额下沟 inferior frontal sulcus
13　额中回 middile frontal gyrus	14　中央前沟 precentral sulcus
15　中央前回 precentral gyrus	16　岛叶 insular lobe
17　侧脑室下角 inferior horn of lateral ventricle	
18　枕颞内侧回 medial occipitotemporalis gyrus	
19　颈内动脉 internal carotid artery	20　翼内肌 medial pterygoid
21　翼外肌 lateral pterygoid	22　颧弓 zygomatic arch
23　眼球 eyeball	

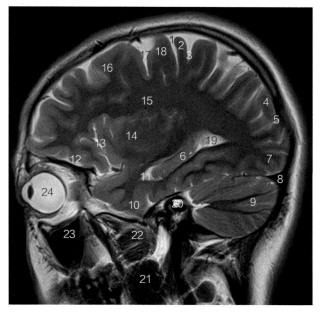

图 3-25 经左海马和壳的矢状断层 MR T₂ 加权图像

1	中央沟 central sulcus	2	中央后回 postcentral gyrus
3	中央后沟 postcentral sulcus	4	顶上小叶 superior parietal lobule
5	顶枕沟 parietooccipital sulcus	6	海马 hippocampus
7	舌回 lingual gyrus	8	横窦 transverse sinus
9	小脑半球 cerebellar hemisphere	10	颞中回 middle temporal gyrus
11	侧脑室下角 inferior horn of lateral ventricle		
12	眶回 orbital gyrus	13	外侧沟 lateral sulcus
14	壳 putamen	15	辐射冠 corona radiata
16	额上回 superior frontal gyrus	17	中央前沟 precentral sulcus
18	中央前回 precentral gyrus		
19	侧脑室三角区 trigone of lateral ventricle		
20	颈内动脉 internal carotid artery	21	翼内肌 medial pterygoid
22	翼外肌 lateral pterygoid	23	上颌窦 maxillary sinus
24	眼球 eyeball		

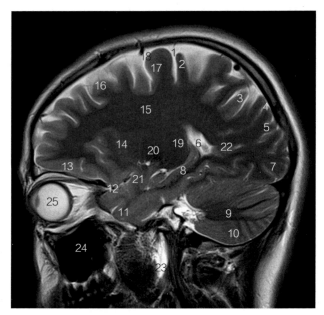

图 3-26　经左海马和杏仁体的矢状断层 MR T₂ 加权图像

1	中央沟 central sulcus	2	中央后回 postcentral gyrus
3	楔前叶 precuneus	4	顶枕沟 parietooccipital sulcus
5	楔叶 cuneus		
6	侧脑室三角区 trigone of lateral ventricle		
7	舌回 lingual gyrus	8	海马 hippocampus
9	小脑中脚 middle cerebellar peduncle	10	小脑半球 cerebellar hemisphere
11	颞中回 middile temporal gyrus		
12	大脑中动脉 middle cerebral artery	13	眶回 orbital gyrus
14	壳 putamen	15	辐射冠 corona radiata
16	额上回 superior frontal gyrus	17	中央前回 precentral gyrus
18	中央前沟 precentral sulcus	19	背侧丘脑 dorsal thalamus
20	内囊 internal capsule	21	杏仁体 amygdala
22	距状沟 calcarine sulcus	23	翼外肌 lateral pterygoid
24	上颌窦 maxillary sinus	25	眼球 eyeball

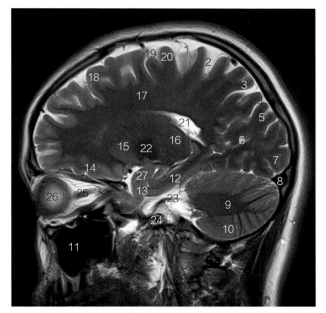

图 3-27 经左内囊后肢的矢状断层 MR T₂ 加权图像

1 中央沟 central sulcus	2 中央后沟 postcentral sulcus
3 楔前叶 precuneus	4 顶枕沟 parietooccipital sulcus
5 楔叶 cuneus	6 距状沟 calcarine sulcus
7 舌回 lingual gyrus	8 横窦 transverse sinus
9 小脑中脚 middle cerebellar peduncle	10 小脑半球 cerebellar hemisphere
11 上颌窦 maxillary sinus	12 海马旁回 parahippocampal gyrus
13 钩 uncus	14 眶回 orbital gyrus
15 壳 putamen	16 背侧丘脑 dorsal thalamus
17 辐射冠 corona radiata	18 额上回 superior frontal gyrus
19 中央前沟 precentral sulcus	20 中央前回 precentral gyrus
21 侧脑室 lateral ventricle	22 内囊 internal capsule
23 三叉神经 trigeminal nerve	24 颈内动脉 internal carotiad artery
25 视神经 optic nerve	26 眼球 eyeball
27 杏仁体 amygdala	

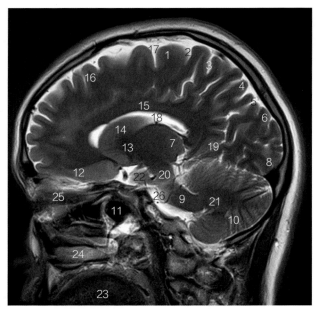

图 3-28 经左内囊膝的矢状断层 MR T₂ 加权图像

1	中央前回 precentral gyrus	2	中央沟 central sulcus
3	中央后沟 postcentral sulcus	4	楔前叶 precuneus
5	顶枕沟 parietooccipital sulcus	6	楔叶 cuneus
7	背侧丘脑 dorsal thalamus	8	舌回 lingual gyrus
9	脑桥 pons	10	小脑半球 cerebellar hemisphere
11	颈内动脉 internal carotid artery	12	直回 gyrus rectus
13	内囊 internal capsule	14	尾状核 caudate nucleus
15	胼胝体 corpus callosum	16	额上回 superior frontal gyrus
17	中央前沟 precentral sulcus	18	侧脑室 lateral ventricle
19	距状沟 calcarine sulcus	20	中脑 midbrain
21	小脑中脚 middle cerebellar peduncle		
22	钩 uncus	23	舌 tongue
24	下鼻甲 inferior nasal concha	25	内直肌 rectus medialis
26	桥池 pontine cistern		

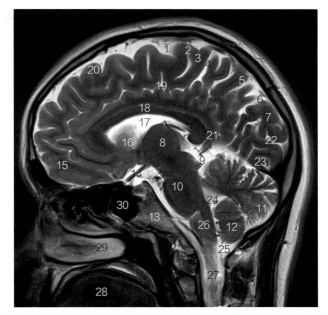

图 3-29 经左侧脑室中央部和脑干的矢状断层 MR T₂ 加权图像

1	中央旁沟 paracentral sulcus	2	中央沟 central sulcus
3	中央旁小叶 paracentral lobule		
4	扣带沟边缘支 marginal ramus of cingnlate sulcus		
5	楔前叶 precuneus	6	顶枕沟 parietooccipital sulcus
7	楔叶 cuneus	8	背侧丘脑 dorsal thalamus
9	四叠体池 quadrigeminal cistern	10	脑桥 pons
11	小脑半球 cerebellar hemisphere	12	小脑扁桃体 tonsil of cerebellum
13	斜坡 clivus	14	视交叉 optic chiasma
15	直回 gyrus rectus	16	尾状核 caudate nucleus
17	侧脑室 lateral ventricle	18	胼胝体 corpus callosum
19	扣带沟 cingulate sulcus	20	额上回 superior frontal gyrus
21	扣带回峡 isthmus of cingulate gyrus	22	距状沟 calcarine sulcus
23	舌回 lingual gyrus	24	第四脑室 fourth ventricle
25	小脑延髓池 cerebellomedullary cistern	26	延髓 medulla oblongata
27	脊髓 spinal cord	28	舌 tongue
29	下鼻甲 inferior nasal concha	30	蝶窦 sphenoid sinus

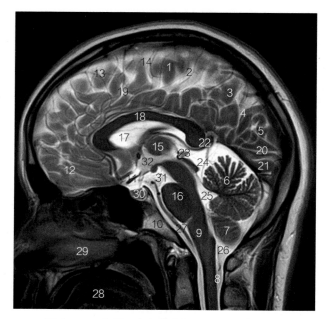

图 3-30　头部正中矢状断层 MR T$_2$ 加权图像

1　中央旁小叶 paracentral lobule
2　扣带沟边缘支 marginal ramus of cingnlate sulcus
3　楔前叶 precuneus
4　顶枕沟 parietooccipital sulcus
5　楔叶 cuneus
6　小脑半球 cerebellar hemisphere
7　小脑扁桃体 tonsil of cerebellum
8　脊髓 spinal cord
9　延髓 medulla oblongata
10　斜坡 clivus
11　视交叉 optic chiasma
12　直回 gyrus rectus
13　额上回 superior frontal gyrus
14　中央旁沟 paracentral sulcus
15　背侧丘脑 dorsal thalamus
16　脑桥 pons
17　侧脑室 lateral ventricle
18　胼胝体 corpus callosum
19　扣带沟 cingulate sulcus
20　距状沟 calcarine sulcus
21　舌回 lingual gyrus
22　大脑大静脉 great cerebral vein
23　松果体 pineal body
24　四叠体池 quadrigeminal cistern
25　第四脑室 fourth ventricle
26　小脑延髓池 cerebellomedullary cistern
27　椎—基底动脉 vertebral-basilar artery
28　舌 tongue
29　下鼻甲 inferior nasal concha
30　垂体 hypophysis
31　脚间池 interpeduncular cistern
32　第三脑室 third ventricle

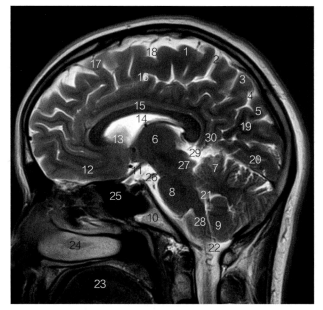

图 3-31　经右侧脑室中央部和脑干的矢状断层 MR T$_2$ 加权图像

1　中央旁小叶 paracentral lobule	
2　扣带沟边缘支 marginal ramus of cingnlate sulcus	
3　楔前叶 precuneus	4　顶枕沟 parietooccipital sulcus
5　楔叶 cuneus	6　背侧丘脑 dorsal thalamus
7　小脑半球 cerebellar hemisphere	8　脑桥 pons
9　小脑扁桃体 tonsil of cerebellum	10　斜坡 clivus
11　视交叉 optic chiasma	12　直回 gyrus rectus
13　尾状核 caudate nucleus	14　侧脑室 lateral ventricle
15　胼胝体 corpus callosum	16　扣带沟 cingulate sulcus
17　额上回 superior frontal gyrus	18　中央旁沟 paracentral sulcus
19　距状沟 calcarine sulcus	20　舌回 lingual gyrus
21　第四脑室 fourth ventricle	
22　小脑延髓池 cerebellomedullary cistern	
23　舌 tongue	24　下鼻甲 inferior nasal concha
25　蝶窦 sphenoid sinus	26　动眼神经 oculomotor nerve
27　中脑 midbrain	28　延髓 medulla oblongata
29　四叠体池 quadrigeminal cistern	
30　扣带回峡 isthmus of cingulate gyrus	

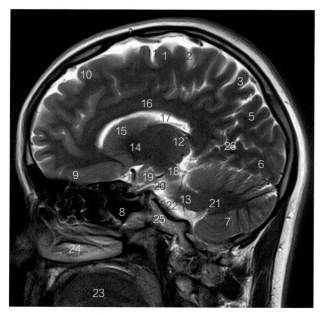

图 3-32　经右内囊膝的矢状断层 MR T$_2$ 加权图像

1	中央前回 precentral gyrus	2	中央沟 central sulcus
3	楔前叶 precuneus	4	顶枕沟 parietooccipital sulcus
5	楔叶 cuneus	6	舌回 lingual gyrus
7	小脑半球 cerebellar hemisphere	8	颈内动脉 internal carotiad artery
9	直回 gyrus rectus	10	额上回 superior frontal gyrus
11	中央前沟 precentral sulcus	12	背侧丘脑 dorsal thalamus
13	脑桥 pons	14	内囊 internal capsule
15	尾状核 caudate nucleus	16	胼胝体 corpus callosum
17	侧脑室 lateral ventricle	18	中脑 midbrain
19	钩 uncus	20	三叉神经 trigeminal nerve
21	小脑中脚 middle cerebellar peduncle	22	桥池 pontine cistern
23	舌 tongue	24	下鼻甲 inferior nasal concha
25	斜坡 clivus	26	距状沟 calcarine sulcus

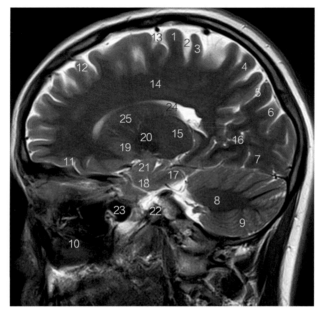

图 3-33 经右内囊后肢的矢状断层 MR T₂ 加权图像

1	中央前回 precentral gyrus	2	中央沟 central sulcus
3	中央后回 postcentral gyrus	4	楔前叶 precuneus
5	顶枕沟 parietooccipital sulcus	6	楔叶 cuneus
7	舌回 lingual gyrus		
8	小脑中脚 middle cerebellar peduncle	9	小脑半球 cerebellar hemisphere
10	下鼻甲 inferior nasal concha	11	眶回 orbital gyrus
12	额上回 superior frontal gyrus	13	中央前沟 precentral sulcus
14	辐射冠 corona radiata	15	背侧丘脑 dorsal thalamus
16	距状沟 calcarine sulcus	17	海马旁回 parahippocampal gyrus
18	钩 uncus	19	壳 putamen
20	内囊 internal capsule	21	杏仁体 amygdaloid body
22	颈内动脉 internal carotid artery	23	蝶窦 sphenoid sinus
24	侧脑室 lateral ventricles	25	尾状核 caudate nucleus

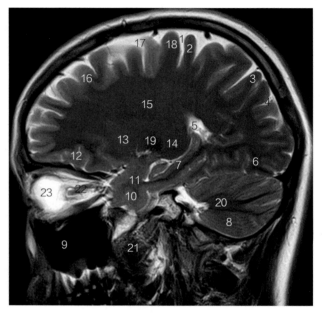

图 3-34　经右海马和杏仁体的矢状断层 MR T₂ 加权图像

1　中央沟 central sulcus	2　中央后回 postcentral gyrus
3　楔前叶 precuneus	4　顶枕沟 parietooccipital sulcus
5　侧脑室三角区 trigone of lateral ventricle	
6　舌回 lingual gyrus	7　海马 hippocampus
8　小脑半球 cerebellar hemisphere	9　上颌窦 maxillary sinus
10　颞中回 middle temporal gyrus	11　杏仁体 amygdaloid body
12　眶回 orbital gyrus	13　壳 putamen
14　背侧丘脑 dorsal thalamus	15　辐射冠 corona radiata
16　额上回 superior frontal gyrus	17　中央前沟 precentral sulcus
18　中央前回 precentral gyrus	19　内囊 internal capsule
20　小脑中肺 middle cerebellar peduncle	21　翼外肌 lateral pterygoid
22　视神经 optic nerve	23　眼球 eyeball

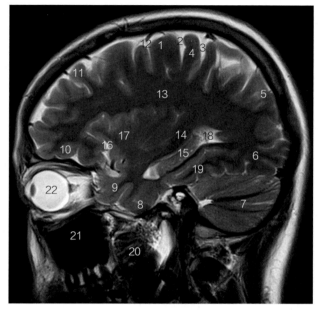

图 3-35　经右海马和岛叶的矢状断层 MR T$_2$ 加权图像

1　中央前回 precentral gyrus
2　中央沟 central sulcus
3　中央后沟 postcentral sulcus
4　中央后回 postcentral gyrus
5　顶上小叶 superior parietal lobule
6　舌回 lingual gyrus
7　小脑半球 cerebellar hemisphere
8　颞下回 inferior temporal gyrus
9　颞中回 middile temporal gyrus
10　眶回 orbital gyrus
11　额上回 superior frontal gyrus
12　中央前沟 precentral sulcus
13　辐射冠 corona radiata
14　听辐射 acoustic radiation
15　海马 hippocampus
16　外侧沟 lateral sulcus
17　壳 putamen
18　侧脑室 lateral ventricles
19　枕颞内侧回 medial occipitotemporalis gyrus
20　翼外肌 lateral pterygoid
21　上颌窦 maxillary sinus
22　眼球 eyeball

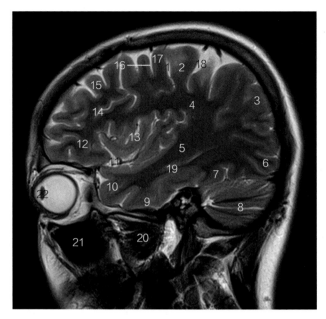

图 3-36 经右侧脑室下角和岛叶的矢状断层 MR T₂ 加权图像

1	中央沟 central sulcus	2	中央后回 postcentral gyrus
3	顶上小叶 superior parietal lobule	4	钩束 uncinate fasciculus
5	听辐射 acoustic radiation	6	枕叶 occipital lobe
7	枕颞外侧回 lateral occipitotemporal gyrus		
8	小脑半球 cerebellar hemisphere	9	颞下回 inferior temporal gyrus
10	颞中回 middle temporal gyrus	11	外侧沟 lateral sulcus
12	额下回 inferior frontal gyrus	13	岛叶 insular lobe
14	额下沟 inferior frontal sulcus	15	额中回 middle frontal gyrus
16	中央前沟 precentral sulcus	17	中央前回 precentral gyrus
18	中央后沟 postcentral sulcus		
19	侧脑室下角 inferior horn of lateral ventricle		
20	翼外肌 lateral pterygoid	21	上颌窦 maxillary sinus
22	晶状体 lens		

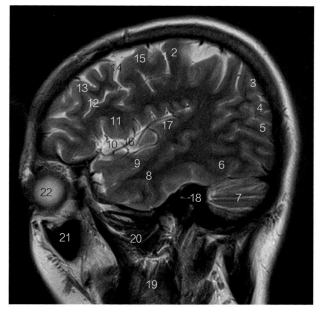

图 3-37　经右颞横回的矢状断层 MR T$_2$ 加权图像

1	中央沟 central sulcus	2	中央后回 postcentral gyrus
3	缘上回 supramarginal gyrus	4	角回 angular gyrus
5	顶下小叶 inferior parietal lobule		
6	枕颞外侧回 lateral parietooccipital gyrus		
7	小脑半球 cerebellar hemisphere	8	颞中回 middile temporal gyrus
9	颞上回 superior temporal gyrus	10	外侧沟 lateral sulcus
11	额下回 inferior frontal gyrus	12	额下沟 inferior frontal sulcus
13	额中回 middile frontal gyrus	14	中央前沟 precentral sulcus
15	中央前回 precentral gyrus		
16	大脑中动脉 middle cerebral artery	17	颞横回 transverse temporal gyri
18	颞骨岩部 petrous part of temporal bone		
19	翼内肌 medial pterygoid	20	翼外肌 lateral pterygoid
21	上颌窦 maxillary sinus	22	眼球 eyeball

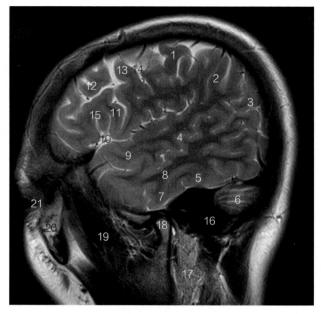

图 3-38　经右颞下颌关节内侧部的矢状断层 MR T$_2$ 加权图像

1	中央后回 postcentral gyrus	2	缘上回 supramarginal gyrus
3	角回 angular gyrus	4	颞上沟 superior temporal sulcus
5	枕颞外侧回 lateral parietooccipital gyrus		
6	小脑半球 cerebellar hemisphere	7	颞下回 inferior temporal gyrus
8	颞中回 middile temporal gyrus	9	颞上回 superior temporal gyrus
10	外侧沟 lateral sulcus	11	额下回 inferior frontal gyrus
12	额中回 middile frontal gyrus	13	中央前回 precentral gyrus
14	中央沟 central sulcus	15	Broca 区 Broca area
16	颞骨 temporal bone	17	腮腺 parotid gland
18	下颌头 head of mandible	19	颞肌 temporalis
20	颧骨 zygomatic bone	21	外眦 lateral angle of eye

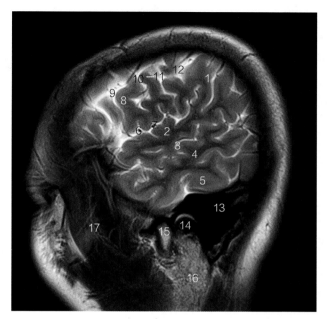

图 3-39　经右颞下颌关节外侧部的矢状断层 MR T$_2$ 加权图像

1　缘上回 supramarginal gyrus	2　颞上回 superior temporal gyrus
3　颞上沟 superior temporal sulcus	4　颞中回 middile temporal gyrus
5　颞下回 inferior temporal gyrus	6　外侧沟 lateral sulcus
7　大脑中动脉 middle cerebral artery	8　中央前回 precentral gyrus
9　中央前沟 precentral sulcus	10　中央沟 central sulcus
11　中央后回 postcentral gyrus	12　中央后沟 postcentral sulcus
13　颞骨 temporal bone	14　外耳门 external acoustic porn
15　下颌头 head of mandible	16　腮腺 parotid gland
17　颞肌 temporalis	

第四章　颅脑冠状断层 MR 图像

第一节　颅脑冠状断层 MR T₁ 加权图像

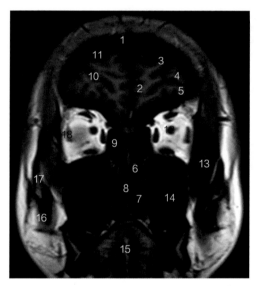

图 4-1　经鼻中隔前部的冠状断层 MR T₁ 加权图像

1	额骨 frontal bone	2	上矢状窦 superior sagittal sinus
3	额上回 superior frontal gyrus	4	额中回 middle frontal gyrus
5	额下回 inferior frontal gyrus	6	中鼻甲 middle nasal concha
7	下鼻甲 inferior nasal concha	8	鼻中隔 nasal septum
9	筛窦 ethmoid sinus	10	额下沟 inferior frontal sulcus
11	额上沟 superior frontal sulcus	12	视神经 optic nerve
13	颞肌 temporalis	14	上颌窦 maxillary sinus
15	舌 tongue	16	咬肌 masseter
17	颧弓 zgyomatic arch	18	外直肌 lateral rectus

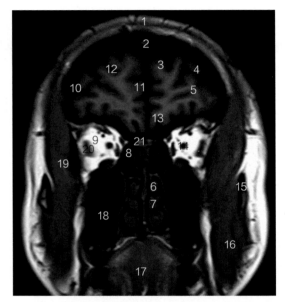

图 4-2 经鼻中隔中部和嗅球前部的冠状断层 MR T₁ 加权图像

1	头皮 scalp	2	上矢状窦 superior sagittal sinus
3	额上回 superior frontal gyrus	4	额中回 middle frontal gyrus
5	额下回 inferior frontal gyrus	6	中鼻甲 middle nasal concha
7	下鼻甲 inferior nasal concha	8	筛窦 ethmoid sinus
9	眼球 eyeball	10	额下沟 inferior frontal sulcus
11	额内侧回 medial frontal gyrus	12	额上沟 superior frontal sulcus
13	嗅束沟 olfactory sulcus	14	视神经 optic nerve
15	颧弓 zgyomatic arch	16	咬肌 masseter
17	舌 tongue	18	上颌窦 maxillary sinus
19	颞肌 temporalis	20	外直肌 lateral rectus
21	嗅球 olfactory bulb		

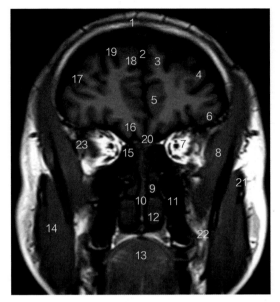

图 4-3 经鼻中隔后部和嗅球后部的冠状断层 MR T$_1$ 加权图像

1 额骨 frontal bone	2 上矢状窦 superior sagittal sinus
3 额上回 superior frontal gyrus	4 额中回 middle frontal gyrus
5 扣带回 cingulate gyrus	6 额下回 inferior frontal gyrus
7 视神经 optic nerve	8 颞肌 temporalis
9 中鼻甲 middle nasal concha	10 鼻中隔 nasal septum
11 上颌窦 maxillary sinus	12 下鼻甲 inferior nasal concha
13 舌肌 muscles of tongue	14 咬肌 masseter
15 筛窦 ethmoid sinus	16 嗅束沟 olfactory sulcus
17 额下沟 inferior frontal sulcus	18 额内侧回 medial frontal gyrus
19 额上沟 superior frontal sulcus	20 嗅球 olfactory bulb
21 颧弓 zgyomatic arch	22 咬肌间隙 masseter space
23 外直肌 lateral rectus	

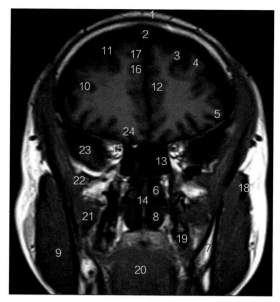

图 4-4　经眶尖和颞极的冠状断层 MR T₁ 加权图像

1	额骨 frontal bone	2	上矢状窦 superior sagittal sinus
3	额上回 superior frontal gyrus	4	额中回 middle frontal gyrus
5	额下回 inferior frontal gyrus	6	中鼻甲 middle nasal concha
7	下颌支 ramus of mandible	8	下鼻甲 inferior nasal concha
9	咬肌 masseter	10	额下沟 inferior frontal sulcus
11	额上沟 superior frontal sulcus	12	扣带回 cingulate gyrus
13	筛窦 ethmoid sinus	14	鼻中隔 nasal septum
15	视神经 optic nerve	16	扣带沟 cingulate sulcus
17	额内侧回 medial frontal gyrus	18	颧弓 zgyomatic arch
19	翼内肌 medial pterygoid	20	舌 tongue
21	翼外肌下头 inferior head of lateral pterygoid		
22	翼外肌上头 superior head of lateral pterygoid		
23	颞极 temporal pole	24	嗅束沟 olfactory sulcus

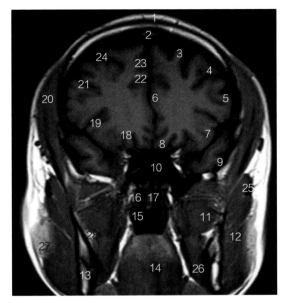

图 4-5　经扣带回和外侧沟前部的冠状断层 MR T₁ 加权图像

1　头皮 scalp	2　额骨 frontal bone
3　额上回 superior frontal gyrus	4　额中回 middle frontal gyrus
5　额下回 inferior frontal gyrus	6　扣带回 cingulate gyrus
7　岛叶 insular lobe	8　直回 gyrus rectus
9　颞叶 temporal lobe	10　筛窦 ethmoid sinus
11　翼外肌 lateral pterygoid	12　咬肌 masseter
13　下颌支 ramus of mandible	14　舌肌 muscles of tongue
15　下鼻甲 inferior nasal concha	16　中鼻甲 middle nasal concha
17　鼻中隔 nasal septum	18　眶回 orbital gyrus
19　外侧沟前支 anterior branch of lateral sulcus	
20　颞肌 temporalis	21　额下沟 inferior frontal sulcus
22　扣带沟 cingulate sulcus	23　额内侧回 medial frontal gyrus
24　额上沟 superior frontal sulcus	25　颧弓 zgyomatic arch
26　翼内肌 medial pterygoid	27　腮腺 parotid gland
28　翼颌间隙 pterygomandibular space	

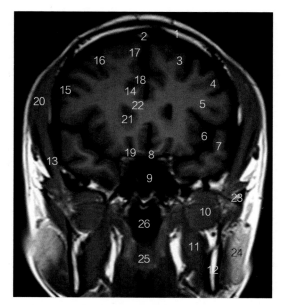

图 4-6　经胼胝体膝和侧脑室前角的冠状断层 MR T₁加权图像

1　额骨 frontal bone

2　上矢状窦 the superior sagittal sinus

3　额上回 superior frontal gyrus

4　额中回 middle frontal gyrus

5　额下回 inferior frontal gyrus

6　岛叶 insular lobe

7　颞叶 temporal lobe

8　直回 straight back

9　蝶窦 sphenoid sinus

10　翼外肌 lateral pterygoid

11　翼内肌 medial pterygoid

12　下颌支 ramus of mandible

13　颞肌 temporalis muscle

14　扣带回 cingulate gyrus

15　额下沟 inferior frontal sulcus

16　额上沟 superior frontal sulcus

17　额内侧回 medial frontal gyrus

18　扣带沟 cingulate sulcus

19　嗅束沟 olfactory sulcus

20　颞肌 temporalis

21　侧脑室 lateral ventricles

22　胼胝体 corpus callosum

23　颧弓 zgyomatic arch

24　腮腺 parotid gland

25　软腭 soft palate

26　鼻咽 nasopharynx

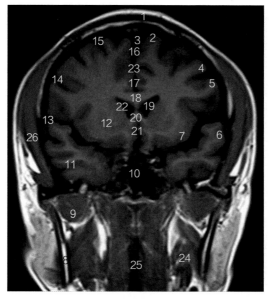

图 4-7 经胼胝体嘴和内囊前肢的冠状断层 MR T₁ 加权图像

1 枕额肌额腹 frontal belly of occipitofrontalis

2 额上回 superior frontal gyrus

3 上矢状窦 superior sagittal sinus   4 额中回 middle frontal gyrus

5 额下回 inferior frontal gyrus   6 颞叶 temporal lobe

7 岛叶 insular lobe   8 下颌支 ramus of mandible

9 翼外肌 lateral pterygoid   10 蝶窦 sphenoid sinus

11 颞叶 temporal lobe   12 豆状核 lentiform nucleus

13 外侧沟 lateral sulcus   14 额下沟 inferior frontal sulcus

15 额上沟 superior frontal sulcus   16 额内侧回 medial frontal gyrus

17 扣带回 cingulate gyrus   18 胼胝体 corpus callosum

19 侧脑室 lateral ventricle   20 胼胝体嘴 rostrum corporis callosi

21 隔区 septal area   22 尾状核 caudate nucleus

23 扣带沟 cingulate sulcus   24 翼内肌 medial pterygoid

25 口咽 oropharynx   26 颞肌 temporalis

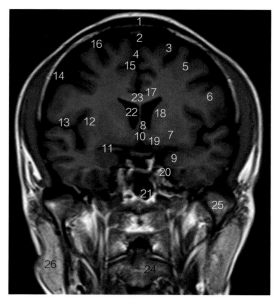

图 4-8　经内囊前肢和视交叉的冠状断层 MR T₁ 加权图像

1　枕额肌额腹 frontal belly of occipitofrontalis

2　上矢状窦 superior sagittal sinus

3　额上回 superior frontal gyrus　　　　4　额内侧回 medial frontal gyrus

5　额中回 middle frontal gyrus　　　　 6　额下回 inferior frontal gyrus

7　豆状核 lentiform nucleus　　　　　 8　胼胝体嘴 rostrum corporis callosi

9　钩 uncus　　　　　　　　　　　　 10　隔区 septal area

11　大脑中动脉 middle cerebral artery　 12　岛叶 insular lobe

13　外侧沟 lateral sulcus　　　　　　　14　额下沟 inferior frontal sulcus

15　扣带沟 cingulate sulcus　　　　　　16　额上沟 superior frontal sulcus

17　扣带回 cingulate gyrus　　　　　　18　尾状核 caudate nucleus

19　伏隔核 nucleus accumbens septi　　 20　嗅脑沟 rhinal sulcus

21　蝶窦 sphenoid sinus　　　　　　　 22　侧脑室 lateral ventricle

23　胼胝体 corpus callosum　　　　　　24　枢椎椎体 vertebral body of axis

25　下颌头 head of mandible　　　　　 26　腮腺 parotid gland

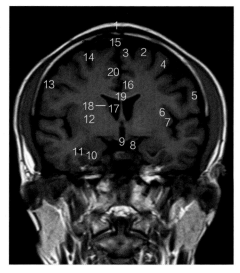

图 4-9　经垂体和杏仁体的冠状断层 MR T₁ 加权图像

1	额骨 frontal bone	2	额上回 superior frontal gyrus
3	额内侧回 medial frontal gyrus	4	额中回 middle frontal gyrus
5	额下回 inferior frontal gyrus	6	屏状核 claustrum
7	岛叶 insular lobe	8	钩 uncus
9	第三脑室 third ventricle	10	杏仁体 amygdaloid body
11	侧脑室下角 inferior horn of lateral ventricle		
12	豆状核 lentiform nucleus	13	额下沟 inferior frontal sulcus
14	额上沟 superior frontal sulcus	15	上矢状窦 superior sagittal sinus
16	扣带回 cingulate gyrus	17	侧脑室 lateral ventricle
18	尾状核 caudate nucleus	19	胼胝体 corpus callosum
20	扣带沟 cingulate sulcus		

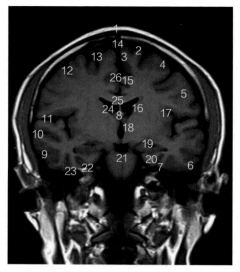

图 4-10　经海马头和内囊膝的冠状断层 MR T₁加权图像

1　额骨 frontal bone
2　额上回 superior frontal gyrus
3　额内侧回 medial frontal gyrus
4　额中回 middle frontal gyrus
5　中央前回 precentral gyrus
6　枕颞外侧回 lateral occipitotemporalis gyrus
7　枕颞内侧回 medial occipitotemporalis gyrus
8　穹窿 fornix
9　侧脑室下角 inferior horn of lateral ventricle
10　颞上沟 superior temporal sulcus
11　外侧沟 lateral sulcus
12　中央前沟 precentral gyrus
13　额上沟 superior frontal sulcus
14　上矢状窦 superior sagittal sinus
15　扣带回 cingulate gyrus
16　尾状核 caudate nucleus
17　岛叶 insular lobe
18　颞上沟 superior temporal sulcus
19　海马 hippocampus
20　海马旁回 parahippocampal gyrus
21　脑桥 pons
22　嗅脑沟 rhinal sulcus
23　侧副沟 collateral sulcus
24　侧脑室 lateral ventricle
25　胼胝体 corpus callosum
26　扣带沟 cingulate sulcus

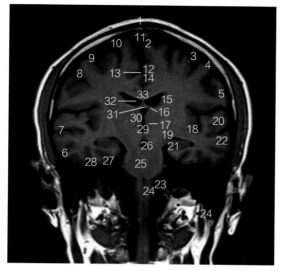

图 4-11　经锥体束和脑干的冠状断层 MR T₁ 加权图像

1	额骨 frontal bone	2	额上回 superior frontal gyrus
3	额中回 middle frontal gyrus	4	中央前回 precentral gyrus
5	中央后回 postcentral gyrus	6	颞下沟 inferior tempotal sulcus
7	颞上沟 superior temporal sulcus	8	中央沟 central sulcus
9	中央前回 precentral gyrus	10	额上沟 superior frontal sulcus
11	上矢状窦 superior sagittal sinus	12	额内侧回 medial frontal gyrus
13	扣带沟 cingulate sulcus	14	扣带回 cingulate gyrus
15	尾状核 caudate nucleus	16	室间孔 interventricular foramen
17	背侧丘脑 dorsal thalamus	18	岛叶 insular lobe
19	豆状核 lentiform nucleus	20	颞上回 superior temporal gyrus
21	海马 hippocampus	22	颞中回 middle temporal gyrus
23	小脑延髓池 cerebellomedullary cistern	24	延髓 medulla oblongata
25	脑桥 pons	26	中脑导水管 aqueduct of midbrain
27	嗅脑沟 rhinal sulcus	28	侧副沟 collateral sulcus
29	第三脑室 third ventricle	30	背侧丘脑 dorsal thalamus
31	穹窿 fornix	32	侧脑室 lateral ventricle
33	胼胝体 corpus callosum		

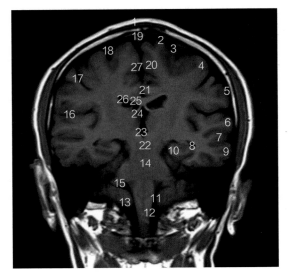

图 4-12 经内囊后肢和颞横回的冠状断层 MR T₁ 加权图像

1	额骨 frontal bone	2	额上回 superior frontal gyrus
3	额中回 middle frontal gyrus	4	中央前回 precentral gyrus
5	中央后回 postcentral gyrus	6	颞上回 superior temporal gyrus
7	颞中回 middile temporal gyrus	8	侧脑室 lateral ventricle
9	颞下回 inferior temporal gyrus	10	钩 uncus
11	小脑延髓池 cerebellomedullary cistern	12	延髓 medulla oblongata
13	小脑 cerebellum	14	脑桥 pons
15	小脑中脚 middle cerebellar peduncle	16	外侧沟 lateral sulcus
17	中央沟 central sulcus	18	额上沟 superior frontal sulcus
19	上矢状窦 superior sagittal sinus	20	额内侧回 medial frontal gyrus
21	扣带回 cingulate gyrus	22	中脑 midbrain
23	中脑水管 aquaeductus cerebra	24	穹窿 fornix
25	胼胝体 corpus callosum	26	侧脑室 lateral ventricle
27	扣带沟 cingulate sulcus		

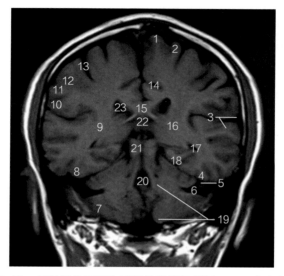

图 4-13 经胼胝体压部和四叠体的冠状断层 MR T₁ 加权图像

1 中央前回 precentral gyrus　　　　　2 中央后回 postcentral gyrus

3 外侧沟和颞中回 lateral sulcus, middle temporal gyrus

4 枕颞内侧回 medial occipitotemporal gyrus

5 岩上窦 superior petrosal sinus　　　　6 乙状窦 sigmoid sinus

7 下半月小叶 inferior semilunar lobule　 8 枕颞沟 occipitotemporal sulcus

9 视辐射 optic radiation　　　　　　　10 缘上回 supramarginal gyrus

11 中央后沟 postcentral gyrus　　　　　12 中央后回 postcentral gyrus

13 中央前沟 precentral sulcus　　　　　14 扣带沟 cingulate sulcus

15 胼胝体压部 splenium of corpus callosum

16 丘脑枕 pulvinar

17 侧脑室下角 inferior horn of lateral ventricle

18 海马旁回 parahippocampal gyrus

19 小脑扁桃体和齿状核 tonsil of cerebellum, dental nucleus

20 第四脑室 fourth ventricle　　　　　21 四叠体 quadrigeminal bodies

22 松果体 pineal body

23 侧脑室三角区 trigone of lateral ventricle

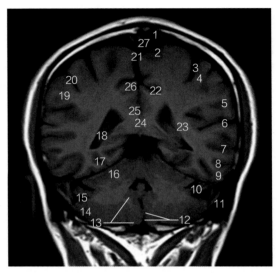

图 4-14　经胼胝体压部和侧脑室三角区的冠状断层 MR T₁ 加权图像

1　蛛网膜粒 pacchionian bodies	2　中央前回 precentral gyrus
3　中央前沟 precentral sulcus	4　中央后回 postcentral gyrus
5　缘上回 supramarginal gyrus	6　外侧沟 lateral sulcus
7　颞上沟 superior temporal sulcus	8　颞下沟 inferior temporal sulcus
9　颞上回 superior temporal gyrus	
10　上半月小叶 superior semilunar lobule	
11　乳突 mastoid process	
12　蚓结节和小脑溪 tuber vermis and vallecula cerebelli	
13　栓状核小脑扁桃体 emboliform nucleus and tonsil of cerebellum	
14　下半月小叶 inferior semilunar lobule	15　横窦 transverse sinus
16　方形小叶前部 anterior quadrangular lobule	
17　侧副沟 collateral sulcus	
18　侧脑室三角区 triangle of lateral ventricle	
19　顶下小叶 inferior parietal lobule	20　中央后沟 postcentral sulcus
21　大脑镰 cerebral falx	22　扣带沟 cingulate sulcus
23　视辐射 optic radiation	
24　胼胝体压部 splenium of corpus callosum	25　扣带回 cingulate gyrus
26　楔前叶 praecuneus	27　上矢状窦 superior sagittal sinus

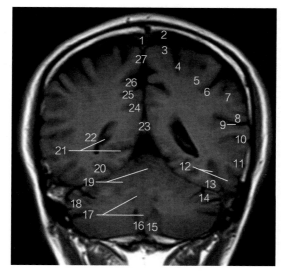

图 4-15 经侧脑室后角的冠状断层 MR T₁ 加权图像

1　上矢状窦 superior sagittal sinus　　　　2　蛛网膜粒 arachnoid granulations

3　中央前回 precentral gyrus　　　　　　4　中央前沟 precentral sulcus

5　中央后回 postcentral gyrus　　　　　　6　中央后沟 postcentral sulcus

7　顶下小叶 inferior parietal lobule　　　　8　缘上回 supramarginal gyrus

9　外侧沟 lateral sulcus　　　　　　　　10　枕上沟 sulci occipitales superiores

11　枕下沟 sulci occipitales inferiores

12　枕颞沟和颞下回 occipitotemporal sulcus inferior temporal gyrus

13　枕颞内侧回 medial occipitotemporal gyrus

14　上半月小叶 superior semilunar lobule

15　小脑扁桃体 tonsil of cerebellum　　　16　小脑溪 vallecula cerebelli

17　蚓结节和蚓叶 tuber of vermis folium vermis

18　水平裂 horizontal fissure

19　方形小叶前部和山坡 anterior quadrangular lobule

20　侧副沟 collateral sulcus

21　距状沟和侧脑室三角区 calcarine sulcus and trigone of lateral ventricle

22　视辐射 optic radiation　　　　　　　23　胼胝体压部 splenium of corpus callosum

24　扣带回 cingulate gyrus　　　　　　　25　扣带沟 cingulate sulcus

26　楔前叶 praecuneus　　　　　　　　　27　大脑镰 cerebral falx

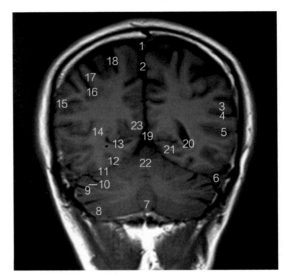

图 4-16 经侧脑室后角和距状沟前部的冠状断层 MR T₁ 加权图像

1	上矢状窦 superior sagittal sinus	2	大脑镰 cerebral falx
3	角回 angular gyrus	4	颞上沟 superior temporal sulcus
5	颞下沟 inferior tempotal sulcus	6	横窦 transverse sinus
7	蚓垂 uvula vermis		
8	下半月小叶 inferior semilunar lobule	9	水平裂 horizontal fissure
10	上半月小叶 superior semilunar lobule	11	小脑幕 tentorium of cerebellum
12	侧副沟 collateral sulcus	13	距状沟 calcarine sulcus
14	视辐射 optic radiation	15	顶下小叶 inferior parietal lobule
16	顶内沟 intraparietal sulcus	17	顶上小叶 superior parietal lobule
18	中央后沟 postcentral sulcus	19	直窦 straight sinus
20	侧脑室下角 inferior horn of lateral ventricle		
21	舌回 lingual gyrus	22	山坡 declive
23	扣带回峡 isthmus of cingulate gyrus		

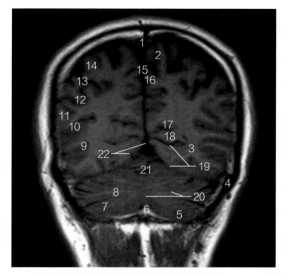

图 4-17　经距状沟与顶枕沟交界处的冠状断层 MR T₁ 加权图像

1　上矢状窦 superior sagittal sinus

2　扣带沟边缘支 marginal ramus of cingnlate sulcus

3　视辐射和距状沟 optic radiation calcarine sulcus

4　横窦 transverse sinus　　5　二腹小叶 biventral lobule

6　小脑镰 cerebellar falx　　7　下半月小叶 inferior senilunar lobule

8　后半月裂 postiunate fissure　　9　颞下沟 inferior tempotal sulcus

10　颞上沟 superior temporal sulcus

11　角回 angular gyrus　　12　顶下小叶 inferior parietal lobule

13　顶内沟 intraparietal sulcus　　14　顶上小叶 superior parietal lobule

15　大脑镰 cerebral falx　　16　楔前叶 precuneus

17　距状隐回 cryptocalcarine gyrus

18　舌回 lingual gyrus

19　小脑幕和距状沟 tentorium of cerebellum and calcarine sulcus

20　蚓垂和水平裂 uvula vermis and horizontal fissure

21　山坡 declive

22　侧副沟和直窦 collateral sulcus straight sinus

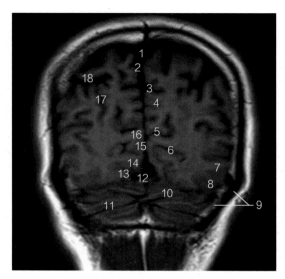

图 4-18 经顶内沟前部的冠状断层 MR T₁ 加权图像

1　上矢状窦 superior sagittal sinus　　　2　大脑镰 cerebral falx

3　扣带沟 cingulate sulcus　　　　　　　4　楔前叶 precuneus

5　顶枕沟 parietooccipital sulcus

6　距状沟后部 posterior calcarine sulcus　7　枕外侧回 lateral occipital gyrus

8　枕颞外侧回 lateral occipitotemporal gyrus

9　横窦和枕骨 transverse sinus occipital bone

10　小脑幕 tentorium of cerebellum　　　11　小脑半球 cerebellar hemispheres

12　窦汇 confluence of sinus

13　枕颞内侧回 medial occipitotemporal gyrus

14　枕颞沟 occipitotemporal sulcus　　　15　舌回 lingual gyrus

16　楔叶 cuneus　　　　　　　　　　　　17　顶内沟 intraparietal sulcus

18　顶上小叶 superior parietal lobule

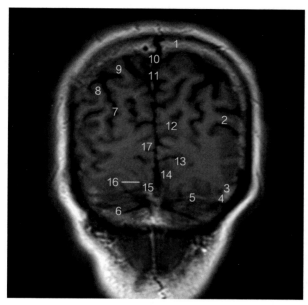

图 4-19 经顶内沟中部的冠状断层 MR T₁ 加权图像

1 顶骨 parietal bone   2 角回 angular gyrus

3 枕外侧回 lateral occipital gyrus

4 枕颞外侧回 lateral occipitotemporal gyrus

5 小脑幕 tentorium of cerebellum   6 小脑半球 cerebellar hemispheres

7 顶内沟 intraparietal sulcus   8 顶下小叶 inferior parietal lobule

9 顶上小叶 superior parietal lobule   10 上矢状窦 superior sagittal sinus

11 大脑镰 cerebral falx   12 顶枕沟 parietooccipital sulcus

13 距状沟后部 posterior calcarine sulcus   14 舌回 lingual gyrus

15 枕颞内侧回 medial occipitotemporal gyrus

16 枕颞沟 occipitotemporal sulcus   17 楔叶 cuneus

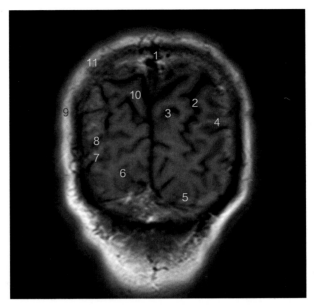

图 4-20 经顶内沟后部的冠状断层 MR T₁ 加权图像

1　上矢状窦 superior sagittal sinus　　　　2　顶内沟 intraparietal sulcus

3　顶枕沟 parietooccipital sulcus　　　　　4　枕上回 pillow back

5　舌回 lingual gyrus

6　距状沟后部 posterior calcarine sulcus

7　枕外侧回 lateral occipitotemporal gyrus

8　枕横沟 transverse occipital sulcus　　　9　顶骨 parietal bone

10　楔前叶 precuneus　　　　　　　　　　11　顶骨 parietal bone

第二节 颅脑冠状断层 MR T₂ 加权图像

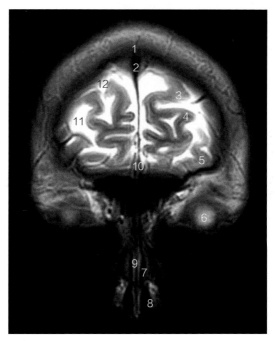

图 4-21 经额嵴的冠状断层 MR T₂ 加权图像

1	额骨 frontal bone	2	上矢状窦 superior sagittal sinus
3	额上回 superior frontal gyrus	4	额中回 middle frontal gyrus
5	额下回 inferior frontal gyrus	6	眼球 eyeball
7	中鼻甲 middle nasal concha	8	下鼻甲 inferior nasal concha
9	鼻中隔 nasal septum	10	大脑镰 cerebral falx
11	额下沟 inferior frontal sulcus	12	额上沟 superior frontal sulcus

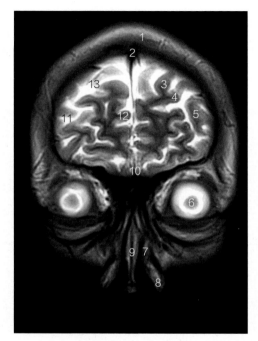

图 4-22　经晶状体的冠状断层 MR T$_2$ 加权图像

1　头皮 scalp	2　上矢状窦 superior sagittal sinus
3　额上回 superior frontal gyrus	4　额中回 middle frontal gyrus
5　额下回 inferior frontal gyrus	6　眼球 eyeball
7　中鼻甲 middle nasal concha	8　下鼻甲 inferior nasal concha
9　鼻中隔 nasal septum	10　大脑镰 cerebral falx
11　额下沟 inferior frontal sulcus	12　额内侧回 medial frontal gyrus
13　额上沟 superior frontal sulcus	

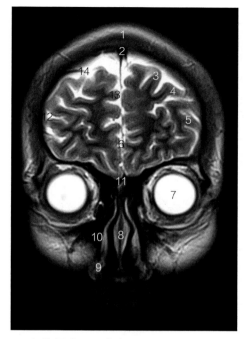

图 4-23 经筛骨鸡冠和嗅球的冠状断层 MR T₂ 加权图像

1 额骨 frontal bone
2 上矢状窦 superior sagittal sinus
3 额上回 superior frontal gyrus
4 额中回 middle frontal gyrus
5 额下回 inferior frontal gyrus
6 大脑镰 cerebral falx
7 眼球 eyeball
8 鼻中隔 nasal septum
9 下鼻甲 inferior nasal concha
10 中鼻甲 middle nasal concha
11 鸡冠 crista galli
12 额下沟 inferior frontal sulcus
13 额内侧回 medial frontal gyrus
14 额上沟 superior frontal sulcus

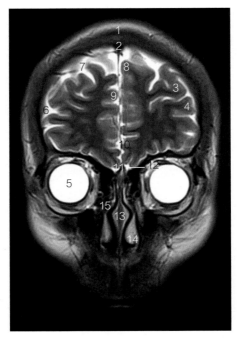

图 4-24 经上颌窦前壁的冠状断层 MR T$_2$ 加权图像

1	额骨 frontal bone	2	上矢状窦 superior sagittal sinus
3	额中回 middle frontal gyrus	4	额下回 inferior frontal gyrus
5	眼球 eyeball	6	额下沟 inferior frontal sulcus
7	额上沟 superior frontal sulcus	8	额上回 superior frontal gyrus
9	额内侧回 medial frontal gyrus	10	大脑镰 cerebral falx
11	直回 gyrus rectus	12	嗅球 olfactory bulb
13	鼻中隔 nasal septum	14	下鼻甲 inferior nasal concha
15	中鼻甲 middle nasal concha		

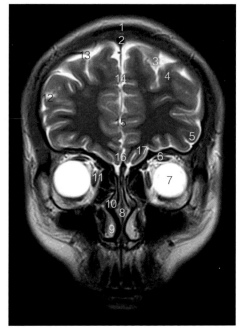

图 4-25　经上颌窦前部的冠状断层 MR T$_2$ 加权图像

1	额骨 frontal bone	2	上矢状窦 superior sagittal sinus
3	额上回 superior frontal gyrus	4	额中回 middle frontal gyrus
5	额下回 inferior frontal gyrus	6	上直肌 rectus superior
7	眼球 eyeball	8	鼻中隔 nasal septum
9	下鼻甲 inferior nasal concha	10	中鼻甲 middle nasal concha
11	内直肌 rectus medialis	12	额下沟 inferior frontal sulcus
13	额上沟 superior frontal sulcus	14	额内侧回 medial frontal gyrus
15	大脑镰 cerebral falx	16	直回 gyrus rectus
17	嗅球 olfactory bulb		

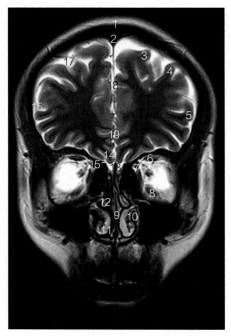

图 4-26 经上颌窦前部和嗅凹的冠状断层 MR T₂ 加权图像

1　额骨 frontal bone	2　上矢状窦 superior sagittal sinus
3　额上回 superior frontal gyrus	4　额中回 middle frontal gyrus
5　额下回 inferior frontal gyrus	6　上直肌 rectus superior
7　上斜肌 obliquus superior	8　下直肌 rectus inferior
9　鼻中隔 nasal septum	10　下鼻道 inferior nasal meatus
11　下鼻甲 inferior nasal concha	12　中鼻甲 middle nasal concha
13　鸡冠 crista galli	14　直回 gyrus rectus
15　嗅球 olfactory bulb	16　额下沟 inferior frontal sulcus
17　额上沟 superior frontal sulcus	18　额内侧回 medial frontal gyrus
19　大脑镰 cerebral falx	

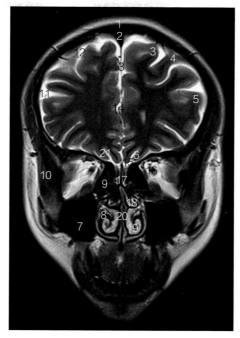

图 4-27　经上颌窦中部的冠状断层 MR T$_2$ 加权图像

1　额骨 frontal bone	2　上矢状窦 superior sagittal sinus
3　额上回 superior frontal gyrus	4　额中回 middle frontal gyrus
5　额下回 inferior frontal gyrus	6　眶回 orbital gyrus
7　上颌窦 maxillary sinus	8　下鼻道 inferior nasal meatus
9　筛窦 ethmoid sinus	10　颞肌 temporalis
11　额下沟 inferior frontal sulcus	12　额上沟 superior frontal sulcus
13　额内侧回 medial frontal gyrus	14　大脑镰 cerebral falx
15　嗅球 olfactory bulb	16　视神经 optic nerve
17　上鼻甲 superior nasal concha	18　中鼻甲 middle nasal concha
19　下鼻甲 inferior nasal concha	20　鼻中隔 nasal septum
21　直回 gyrus rectus	

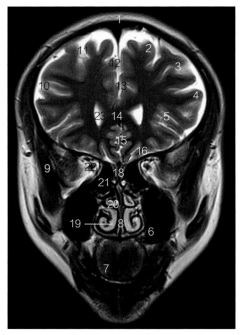

图 4-28　经胼胝体膝和侧脑室前角的冠状断层 MR T$_2$ 加权图像

1	上矢状窦 superior sagittal sinus	2	额上回 superior frontal gyrus
3	额中回 middle frontal gyrus	4	额下回 inferior frontal gyrus
5	外侧沟前支 anterior ramus	6	上颌窦 maxillary sinus
7	舌 tongue	8	鼻中隔 nasal septum
9	颞肌 temporalis	10	额下沟 inferior frontal sulcus
11	额上沟 superior frontal sulcus	12	额内侧回 medial frontal gyrus
13	扣带沟 cingulate sulcus	14	胼胝体 corpus callosum
15	胼胝体下区 subcallosal area	16	眶回 orbital gyrus
17	直回 gyrus rectus	18	上鼻甲 superior nasal concha
19	下鼻甲 inferior nasal concha	20	中鼻甲 middle nasal concha
21	筛窦 ethmoid sinus	22	视神经 optic nerve
23	侧脑室前角 anterior horn of lateral ventricle		

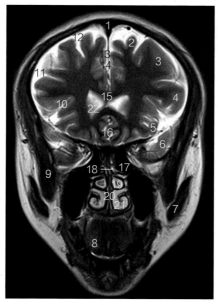

图 4-29　经透明隔和外侧沟前支的冠状断层 MR T$_2$ 加权图像

1　上矢状窦 superior sagittal sinus
2　额上回 superior frontal gyrus
3　额中回 middle frontal gyrus
4　额下回 inferior frontal gyrus
5　岛叶 insular lobe
6　颞叶 temporal lobe
7　咬肌 masseter
8　舌 tongue
9　颞肌 temporalis
10　外侧沟 lateral sulcus
11　额下沟 inferior frontal sulcus
12　额上沟 superior frontal sulcus
13　额内侧回 medial frontal gyrus
14　扣带沟 cingulate sulcus
15　胼胝体 corpus callosum
16　胼胝体下区 subcallosal area
17　筛窦 ethmoid sinus
18　上鼻甲 superior nasal concha
19　中鼻甲 middle nasal concha
20　鼻中隔 nasal septum
21　下鼻甲 inferior nasal concha
22　侧脑室 lateral ventricle

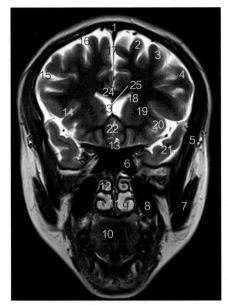

图 4-30   经上颌窦后部和内囊前肢的冠状断层 MR T$_2$ 加权图像

1 上矢状窦 superior sagittal sinus	2 额上回 superior frontal gyrus
3 额中回 middle frontal gyrus	4 额下回 inferior frontal gyrus
5 颞肌 temporalis	6 筛窦 ethmoid sinus
7 咬肌 masseter	8 上颌窦 maxillary sinus
9 下鼻甲 inferior nasal concha	10 舌肌 muscles of tongue
11 鼻中隔 nasal septum	12 中鼻甲 middle nasal concha
13 直回 gyrus rectus	14 外侧沟 lateral sulcus
15 额下沟 inferior frontal sulcus	16 额上沟 superior frontal sulcus
17 额内侧回 medial frontal gyrus	18 尾状核 caudate nucleus
19 豆状核 lentiform nucleus	20 岛叶 insular lobe
21 颞叶 temporal lobe	22 胼胝体下区 subcallosal area
23 侧脑室 lateral ventricle	24 胼胝体 corpus callosum
25 透明隔 septum pellucidum	

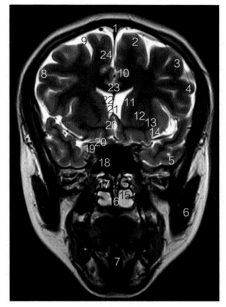

图 4-31　经胼胝体嘴与内囊前肢的冠状断层 MR T₂ 加权图像

1　上矢状窦 superior sagittal sinus

2　额上回 superior frontal gyrus

3　额中回 middle frontal gyrus

4　额下回 inferior frontal gyrus

5　颞叶 temporal lobe

6　咬肌 masseter

7　颏舌肌 genioglossus

8　额下沟 inferior frontal sulcus

9　额上沟 superior frontal sulcus

10　扣带沟 cingulate sulcus

11　尾状核 caudate nucleus

12　豆状核 lentiform nucleus

13　屏状核 claustrum

14　岛叶 insular lobe

15　下鼻甲 inferior nasal concha

16　鼻中隔 nasal septum

17　上鼻甲 superior nasal concha

18　蝶窦 sphenoid sinus

19　眶上裂 superior orbital fissure

20　胼胝体下区和直回 subcallosal area gyrus rectus

21　透明隔 septum pellucidum

22　侧脑室 lateral ventricles

23　胼胝体 corpus callosum

24　额内侧回 medial frontal gyrus

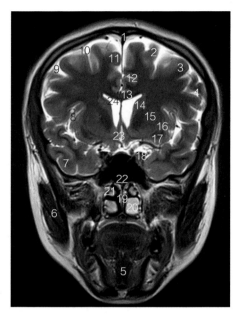

图 4-32 经内囊前肢和伏隔核的冠状断层 MR T₂ 加权图像

1	上矢状窦 superior sagittal sinus	2	额上回 superior frontal gyrus
3	额中回 middle frontal gyrus	4	额下回 inferior frontal gyrus
5	颏舌肌 genioglossus	6	咬肌 masseter
7	颞叶 temporal lobe	8	外侧沟 lateral sulcus
9	额下沟 inferior frontal sulcus	10	额上沟 superior frontal sulcus
11	额内侧回 medial frontal gyrus	12	扣带回 cingulate gyrus
13	胼胝体 corpus callosum	14	尾状核 caudate nucleus
15	豆状核 lentiform nucleus	16	屏状核 claustrum
17	岛叶 insular lobe	18	眶上裂 superior orbital fissure
19	鼻中隔 nasal septum	20	下鼻甲 inferior nasal concha
21	上鼻甲 superior nasal concha	22	蝶窦 sphenoid sinus
23	胼胝体下区 subcallosal area	24	侧脑室 lateral ventricles

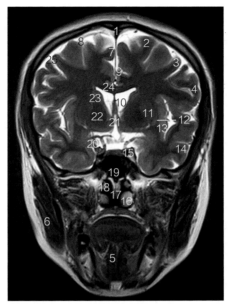

图 4-33 经视交叉和颈内动脉的冠状断层 MR T$_2$ 加权图像

1　上矢状窦 superior sagittal sinus
2　额上回 superior frontal gyrus
3　额中回 middle frontal gyrus
4　中央前回 precentral gyrus
5　颏舌肌 genioglossus
6　咬肌 masseter
7　额内侧回 medial frontal gyrus
8　额上沟 superior frontal sulcus
9　扣带沟 cingulate sulcus
10　侧脑室 lateral ventricles
11　豆状核 lentiform nucleus
12　屏状核 claustrum
13　岛叶 insular lobe
14　颞叶 temporal lobe
15　颈内动脉 internal carotid artery
16　下鼻甲 inferior nasal concha
17　鼻中隔 nasal septum
18　上鼻甲 superior nasal concha
19　蝶窦 sphenoid sinus
20　大脑中动脉 middle cerebral artery
21　穹窿 fornix
22　背侧丘脑 dorsal thalamus
23　尾状核 caudate nucleus
24　胼胝体 corpus callosum
25　中央前沟 precentral sulcus

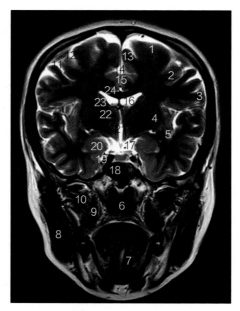

图 4-34　经内囊膝与垂体的冠状断层 MR T₂ 加权图像

1	额上回 superior frontal gyrus	2	额中回 middle frontal gyrus
3	中央前回 precentral gyrus	4	豆状核 lentiform nucleus
5	岛叶 insular lobe	6	鼻腔 nasal cavity
7	颏舌肌 genioglossus	8	咬肌 masseter
9	翼内肌 medial pterygoid	10	翼外肌 lateral pterygoid
11	中央前沟 precentral sulcus	12	额上沟 superior frontal sulcus
13	额内侧回 medial frontal gyrus	14	扣带沟 cingulate sulcus
15	大脑镰 cerebral falx	16	侧脑室 lateral ventricles
17	钩 uncus	18	蝶窦 sphenoid sinus
19	嗅脑沟 rhinal sulcus	20	杏仁体 amygdaloid body
21	第三脑室 third ventricle	22	背侧丘脑 dorsal thalamus
23	尾状核 caudate nucleus	24	胼胝体 corpus callosum

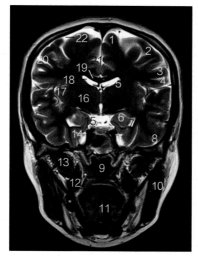

图 4-35 经内囊膝和海马头 MR T₂ 加权图像

1 额上回 superior frontal gyrus   2 额中回 middle frontal gyrus

3 中央前回 precentral gyrus   4 中央后回 postcentral gyrus

5 尾状核 caudate nucleus   6 杏仁体 amygdaloid body

7 侧脑室下角 inferior horn of lateral ventricle

8 颞叶 temporal lobe   9 鼻腔 nasal cavity

10 咬肌 masseter   11 颏舌肌 genioglossus

12 翼内肌 medial pterygoid   13 翼外肌 lateral pterygoid

14 海马旁回 parahippocampal gyrus   15 钩 uncus

16 背侧丘脑 dorsal thalamus   17 岛叶 insular lobe

18 侧脑室 lateral ventricle   19 胼胝体 corpus callosum

20 中央前沟 precentral sulcus   21 扣带沟 cingulate sulcus

22 额上沟 superior frontal sulcus

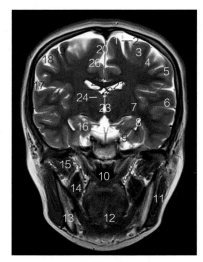

图 4-36　经垂体柄和海马体的冠状断层 MR T$_2$ 加权图像

1　额上回 superior frontal gyrus	2　额上沟 superior frontal sulcus
3　额中回 middle frontal gyrus	4　中央前回 precentral gyrus
5　中央后回 postcentral gyrus	6　颞上回 superior temporal gyrus
7　壳 putamen	
8　侧脑室下角 inferior horn of lateral ventricle	
9　侧副沟 collateral sulcus	10　咽 pharynx
11　咬肌 masseter	12　舌 tongue
13　下颌骨 mandible	14　翼内肌 medial pterygoid
15　翼外肌 lateral pterygoid	16　海马 hippocampus
17　外侧沟 lateral sulcus	18　中央沟 central sulcus
19　中央前沟 precentral sulcus	20　额内侧回 medial frontal gyrus
21　侧脑室 lateral ventricle	22　穹窿 fornix
23　第三脑室 third ventricle	24　背侧丘脑 dorsal thalamus
25　胼胝体 corpus callosum	26　扣带沟 cingulate sulcus

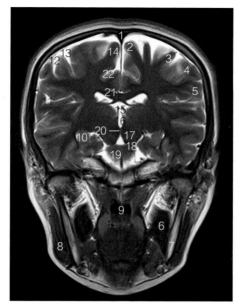

图 4-37　经颞下颌关节的冠状断层 MR T₂ 加权图像

1	上矢状窦 superior sagittal sinus	2	额上回 superior frontal gyrus
3	额中回 middle frontal gyrus	4	中央前回 precentral gyrus
5	中央后回 postcentral gyrus	6	翼内肌 medial pterygoid
7	下颌骨 mandible	8	咬肌 masseter
9	咽 pharynx	10	海马 hippocampus
11	外侧沟 lateral sulcus	12	中央沟 central sulcus
13	中央前沟 precentral sulcus	14	额内侧回 medial frontal gyrus
15	穹窿 fornix	16	第三脑室 third ventricle
17	背侧丘脑 dorsal thalamus	18	大脑脚 cerebral peduncle
19	脑桥 pons	20	丘脑间粘合 interthalamic adhesion
21	胼胝体 corpus callosum	22	扣带沟 cingulate sulcus

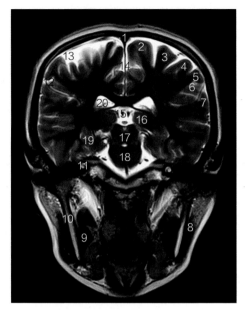

图 4-38　经四叠体和脑桥的冠状断层 MR T$_2$ 加权图像

1　上矢状窦 superior sagittal sinus	2　额上回 superior frontal gyrus
3　额中回 middle frontal gyrus	4　中央前回 precentral gyrus
5　中央后回 postcentral gyrus	6　缘上回 supramarginal gyrus
7　颞上回 superior temporal gyrus	8　咬肌 masseter
9　翼内肌 medial pterygoid	10　下颌骨 mandible
11　耳蜗 cochlea	12　外侧沟 lateral sulcus
13　中央沟 central sulcus	14　扣带沟 cingular sulcus
15　穹窿 fornix	16　背侧丘脑 dorsal thalamus
17　中脑 midbrain	18　脑桥 pons
19　海马 hippocampus	20　侧脑室 lateral ventricles

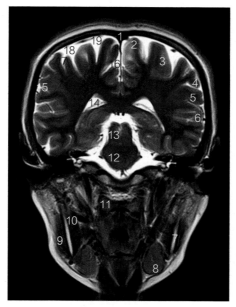

图 4-39 经胼胝体压部与内耳门的冠状断层 MR T$_2$ 加权图像

1 上矢状窦 superior sagittal sinus　　2 额上回 superior frontal gyrus

3 额中回 middle frontal gyrus　　4 中央后回 postcentral gyrus

5 缘上回 supramarginal gyrus　　6 颞上回 superior temporal gyrus

7 下颌骨 mandible

8 下颌下腺 glandula submandibularis　　9 咬肌 masseter

10 翼内肌 medial pterygoid

11 第 2 颈椎椎体 2nd cervical vertebral body

12 脑桥 pons　　13 中脑 midbrain

14 侧脑室 lateral ventricles　　15 外侧沟 lateral sulcus

16 扣带沟 cingular sulcus　　17 中央沟 central sulcus

18 中央前沟 precentral sulcus　　19 额上沟 superior frontal sulcus

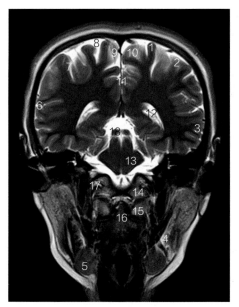

图 4-40　经胼胝体压部与四叠体的冠状断层 MR T$_2$ 加权图像

1	中央前回 precentral gyrus	2	中央后回 postcentral gyrus
3	颞叶 temporal lobe	4	下颌骨 mandible
5	下颌下腺 glandula submandibularis	6	外侧沟 lateral sulcus
7	中央沟 central sulcus	8	额上沟 superior frontal sulcus
9	额内侧回 medial frontal gyrus	10	额上回 superior frontal gyrus
11	扣带回 cingulate gyrus	12	侧脑室 lateral ventricles
13	脑桥 pons	14	枕骨 occipital bone
15	第 1 颈椎椎体 1st cervical vertebral body		
16	齿突 odontoid process	17	舌下神经 hypoglossal nerve
18	上丘 superior colliculus		

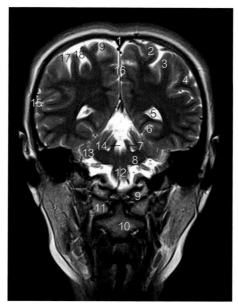

图 4-41 经侧脑室后角与距状沟前部的冠状断层 MR T$_2$ 加权图像

1 上矢状窦 superior sagittal sinus	2 中央前回 precentral gyrus
3 中央后回 postcentral gyrus	4 缘上回 supramarginal gyrus
5 侧脑室 lateral ventricles	6 距状沟 calcarine sulcus
7 小脑上脚 superior cerebellar peduncle	
8 小脑中脚 middle cerebellar peduncle	9 枕骨 occipital bone

10 第 2 颈椎椎体 2nd cervical vertebral body

11 第 1 颈椎椎体 1st cervical vertebral body

12 延髓 medulla oblongata	13 小脑 cerebellum
14 第四脑室 fourth ventricle	15 外侧沟 lateral sulcus
16 大脑镰 cerebral falx	17 中央沟 central sulcus
18 中央前沟 precentral sulcus	19 额上沟 superior frontal sulcus

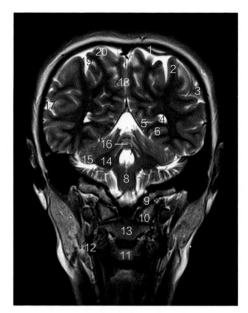

图 4-42 经距状沟和中央沟的冠状断层 MR T$_2$加权图像

1　中央前回 precentral gyrus　　　　2　中央后回 postcentral gyrus

3　缘上回 supramarginal gyrus　　　　4　侧脑室 lateral ventricles

5　侧副沟 collateral sulcus　　　　　　6　距状沟 calcarine sulcus

7　小脑上脚 superior cerebellar peduncle　8　延髓 medulla oblongata

9　枕骨 occipital bone

10　第 1 颈椎椎体 1st cervical vertebral body

11　第 3 颈椎椎体 3rd cervical vertebral body

12　椎动脉 vertebral artery

13　第 2 颈椎椎体 2nd cervical vertebrae body

14　小脑中脚 middle cerebellar peduncle　15　小脑 cerebellum

16　小脑蚓 cerebellar vermis　　　　　17　外侧沟 lateral sulcus

18　大脑镰 cerebral falx　　　　　　　19　中央沟 central sulcus

20　中央前沟 precentral sulcus

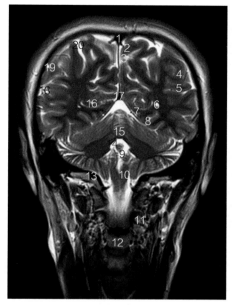

图 4-43　经距状沟与顶枕沟交界处的冠状断层 MR T$_2$ 加权图像

1　上矢状窦 superior sagittal sinus　　　　2　中央前回 precentral gyrus

3　扣带沟边缘支 marginal ramus of cingnlate sulcus

4　中央后回 postcentral gyrus　　　　　　5　缘上回 supramarginal gyrus

6　侧脑室 lateral ventricles　　　　　　　7　侧副沟 collateral sulcus

8　距状沟 calcarine sulcus　　　　　　　　9　第四脑室 fourth ventricle

10　延髓 medulla oblongata

11　第 2 颈神经 2nd cervical nerves

12　第 3 颈椎椎体 3rd cervical vertebral body

13　椎动脉 vertebral artery

14　小脑上脚 superior cerebellar peduncle　15　小脑蚓 cerebellar vermis

16　禽距 calcar avis　　　　　　　　　　　17　下矢状窦 anterior sagittal sinus

18　外侧沟 lateral sulcus　　　　　　　　　19　中央后沟 postcentral sulcus

20　中央沟 central sulcus

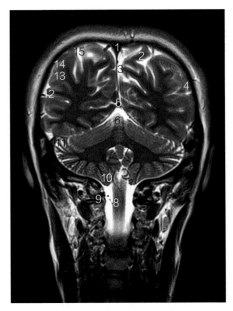

图 4-44　经中央旁小叶前部的冠状断层 MR T$_2$ 加权图像

1　上矢状窦 superior sagittal sinus　　　2　中央前回 precentral gyrus

3　扣带沟边缘支 marginal ramus of cingnlate sulcus

4　缘上回 supramarginal gyrus　　　5　下矢状窦 anterior sagittal sinus

6　小脑蚓 cerebellar vermis　　　7　第四脑室 fourth ventricle

8　脊髓 spinal cord

9　第 1 颈椎间关节 1st joints between cervical vertebra

10　小脑扁桃体 tonsil of cerebellum　　　11　小脑 cerebellum

12　外侧沟 lateral sulcus　　　13　中央后沟 postcentral sulcus

14　中央后回 postcentral gyrus　　　15　中央沟 central sulcus

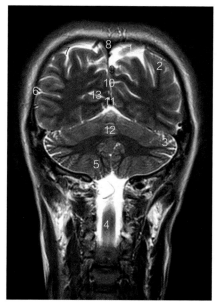

图 4-45　经顶内沟前部的冠状断层 MR T$_2$ 加权图像

1　中央前回 precentral gyrus	2　中央后回 postcentral gyrus
3　小脑 cerebellum	4　脊髓 spinal cord
5　小脑扁桃体 tonsil of cerebellum	6　外侧沟 lateral sulcus
7　顶内沟 intraparietal sulcus	8　上矢状窦 superior sagittal sinus
9　楔前叶 precuneus	10　顶枕沟 parietooccipital sulcus
11　下矢状窦 superior sagittal sinus	12　小脑蚓 cerebellar vermis
13　距状沟 calcarine sulcus	

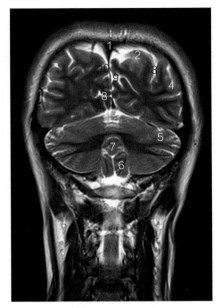

图 4-46　经顶内沟中部的冠状断层 MR T$_2$ 加权图像

1	上矢状窦 superior sagittal sinus	2	顶上小叶 superior parietal lobule
3	顶内沟 intraparietal sulcus	4	顶下小叶 inferior parietal lobule
5	小脑半球 cerebellar hemispheres	6	小脑扁桃体 tonsil of cerebellum
7	小脑蚓 cerebellar vermis	8	距状沟 calcarine sulcus
9	顶枕沟 parietooccipital sulcus	10	楔前叶 precuneus

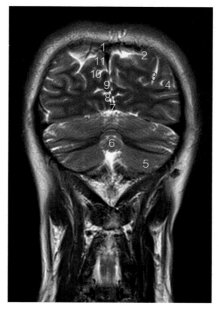

图 4-47 经顶内沟后部的冠状断层 MR T₂ 加权图像

1	上矢状窦 superior sagittal sinus	2	顶上小叶 superior parietal lobule
3	顶内沟 intraparietal sulcus	4	顶下小叶 inferior parietal lobule
5	小脑半球 cerebellar hemispheres	6	小脑蚓 cerebellar vermis
7	下矢状窦 anterior sagittal sinus	8	距状沟 calcarine sulcus
9	楔叶 cuneus	10	顶枕沟 parietooccipital sulcus
11	楔前叶 precuneus		

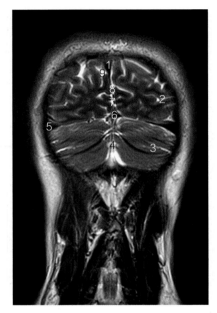

图 4-48　经枕叶和小脑半球的冠状断层 MR T$_2$ 加权图像

1	上矢状窦 superior sagittal sinus	2	顶内沟 intraparietal sulcus
3	小脑半球 cerebellar hemispheres	4	蚓垂 uvula of vermis
5	横窦沟 groove for transverse sinus	6	下矢状窦 anterior sagittal sinus
7	距状沟 calcarine sulcus	8	楔叶 cuneus
9	顶枕沟 parietooccipital sulcus		

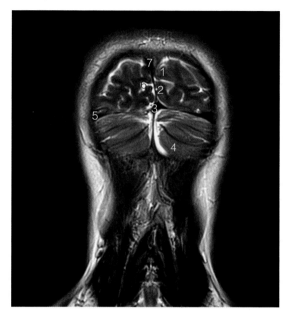

图 4-49 经窦汇前部的冠状断层 MR T₂ 加权图像

1	楔前叶 precuneus	2	楔叶 cuneus
3	窦汇 confluence of sinus	4	小脑半球 cerebellar hemispheres
5	横窦沟 groove for transverse sinus	6	顶枕沟 parietouccipital sulcus
7	上矢状窦 superior sagittal sinus		

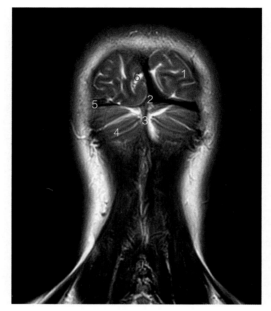

图 4-50　经窦汇后部的冠状断层 MR T$_2$ 加权图像

1　枕叶 occipital lobe

2　窦汇 confluence of sinus

3　小脑镰 cerebellar falx

4　小脑半球 cerebellar hemispheres

5　横窦沟 transverse sulcus

6　顶枕沟 parietooccipital sulcus

第五章　脑神经 MR 图像

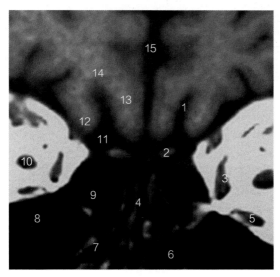

图 5-1　经嗅球的冠状断层 MR T₁ 加权图像

1	嗅束沟 olfactory sulcus	2	嗅球 olfactory bulb
3	内直肌 medial rectus	4	鼻中隔 nasal septum
5	下直肌 inferior rectus	6	下鼻道 inferior nasal meatus
7	下鼻甲 inferior nasal concha	8	上颌窦 maxilary sinus
9	筛窦 ethmoid sinus	10	视神经 optic nerve
11	嗅池 olfactory cistern	12	眶回 orbital gyrus
13	直回 gyrus rectus	14	额叶 frontal lobe
15	大脑镰 cerebral falx		

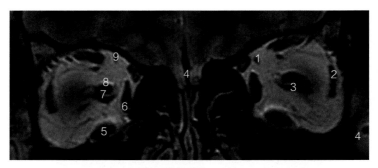

图 5-2 经视神经的冠状断层 MR T$_2$加权图像

1 眼动脉 ophthalmic artery
3 视神经鞘 sheath of the optic nerve
4 筛骨鸡冠 crista galli of ethmoid bone
5 下直肌 inferior rectus
7 蛛网膜下隙 subarachnoid space
9 眼上静脉 superior ophthalmic vein

2 外直肌 lateral rectus

6 内直肌 medial rectus
8 视神经 optic nerve

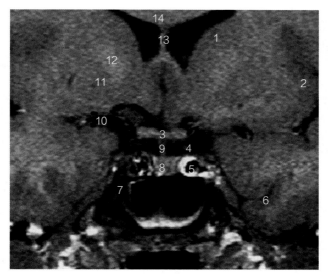

图 5-3　经视交叉和垂体柄的冠状断层 MR T_1 加权图像

1	尾状核 caudate nucleus	2	岛叶 insular lobe
3	视交叉 optic chiasma	4	动眼神经 oculomotor nerve
5	颈内动脉 internal carotid artery	6	侧副沟 collateral sulcus
7	颈内动脉 internal carotid artery	8	垂体 hypophysis
9	垂体柄 manubrium of hypophysis		
10	大脑中动脉 middle cerebral artery	11	壳 putamen
12	内囊前肢 anterior limb of internal capsule		
13	透明隔 septum pellucidum		
14	胼胝体干 trunk of corpus callosum		

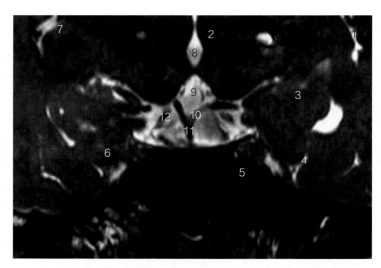

图 5-4　经大脑后动脉的 3D-SPACE 序列冠状断层 MR 图像

1　外侧沟 lateral sulcus　　　　　　　2　背侧丘脑 dorsal thalamus

3　海马 hippocampus　　　　　　　　4　侧副沟 collateral sulcus

5　颈内动脉 internal carotid artery

6　枕颞内侧回 medial occipitotemporal gyrus

7　岛叶 insular lobe　　　　　　　　　8　第三脑室 third ventricle

9　脑桥 pons

10　大脑后动脉 posterior cerebral artery　11　基底动脉 basilar artery

12　动眼神经 oculomotor nerve

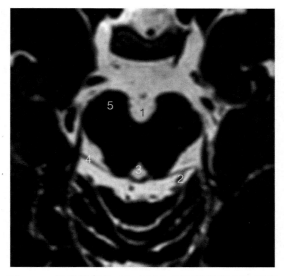

图 5-5 经前髓帆的 3D-CISS 序列横断层 MR 图像

1 脚间窝 interpeduncular fossa

2 小脑上动脉 superior cerebellar artery

3 第四脑室 fourth ventricle

4 滑车神经 trochlear nerve

5 大脑脚 cerebral peduncle

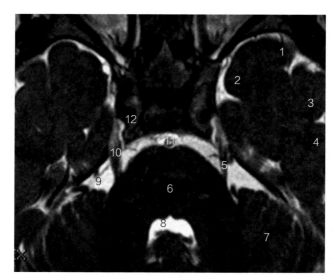

图 5-6　经三叉神经的横断层 MR T$_2$ 加权图像

1　颞上回 superior temporal gyrus	2　杏仁体 amygdaloid body
3　颞中回 middle temporal gyrus	4　颞下回 inferior temporal gyrus
5　三叉神经 trigeminal nerve	6　脑桥 pons
7　小脑半球 cerebellar hemisphere	8　第四脑室 fourth ventricle
9　脑桥小脑角池 cistern of pontocerebellar trigone	
10　三叉神经节 trigeminal ganglion	11　基底动脉 basilar artery
12　动眼神经 oculomotor nerve	

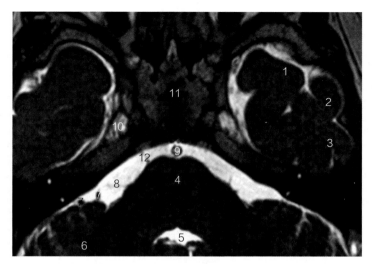

图 5-7 经展神经的 3D-SPACE 序列横断层 MR 图像

1 颞上回 superior temporal gyrus
2 颞中回 middle temporal gyrus
3 颞下回 inferior temporal gyrus
4 脑桥 pons
5 第四脑室 fourth ventricle
6 小脑半球 cerebellar hemisphere
7 面神经和前庭蜗神经 facial and vestibulocochlear nerves
8 脑桥小脑角池 cistern of pontocerebellar trigone
9 基底动脉 basilar artery
10 三叉神经节 trigeminal ganglion
11 枕骨基底部 basilar part of occipital bone
12 展神经 abducent nerve

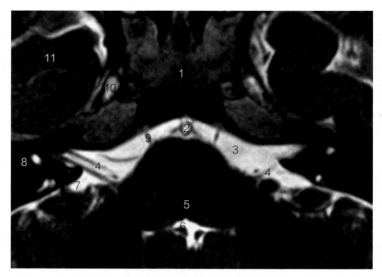

图 5-8　经展神经、面神经和前庭蜗神经的 3D-SPACE 序列横断层
　　　　MR 图像

1　蝶骨 sphenoid bone　　　　　　　2　基底动脉 basilar artery
3　桥池 pontine cistern
4　面神经和前庭窝神经 facial and vestibulocochlear nerves
5　脑桥 pons　　　　　　　　　　　　6　第四脑室 fourth ventricle
7　脑桥小脑角池 cistern of pontocerebellar trigone
8　颞骨岩部 petrous part of temporal bone
9　展神经 abducent nerve　　　　　　10　三叉神经节 trigeminal ganglion
11　颞叶 temporal lobe

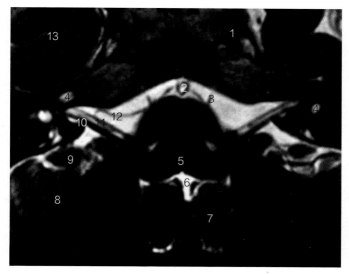

图 5-9　经面神经和前庭蜗神经的 3D-SPACE 序列横断层 MR 图像

1　颈内动脉和海绵窦 internal carotid artery and cavernous sinus

2　基底动脉 basilar artery　　　　　　3　展神经 abducent nearve

4　耳蜗 cochlea　　　　　　　　　　　5　脑桥 pons

6　第四脑室 fourth ventricle　　　　　7　小脑扁桃体 tonsil of cerebelum

8　小脑半球 cerebellar hemisphere　　9　小脑绒球 flocculus cerebelli

10　前庭蜗神经 vestibulocochlear nerve　11　面神经 facial nerve

12　脑桥小脑角池 cistern of cerebellopontine angle

13　颞叶 temporal lobe

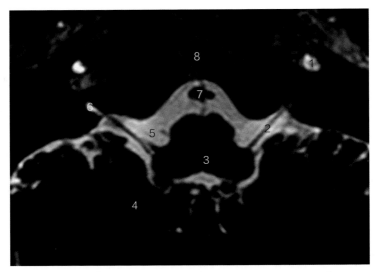

图 5-10 经舌咽神经的 3D-CISS 序列横断层 MR 图像

1 颈动脉管和颈内动脉 carotid canal and internal carotid artery

2 舌咽神经 glossopharyngeal nerve 3 延髓 medulla oblongata

4 小脑 cerebellum 5 延池 medulla oblongata cistern

6 颈静脉孔 jugular foramen 7 基底动脉 basilar artery

8 枕骨基底部 basilar part of occipital bone

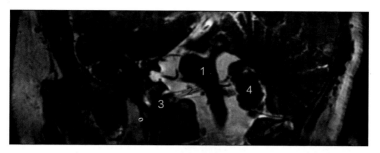

图 5–11 经舌咽神经、迷走神经和副神经的 3D–CISS 序列斜冠状断层 MR 图像

1 脑干 brain stem

2 舌咽神经、迷走神经和副神经 glossopharyngeal, vagus and accessory nerves

3 颈静脉孔 jugular foramen   4 小脑 cerebellum

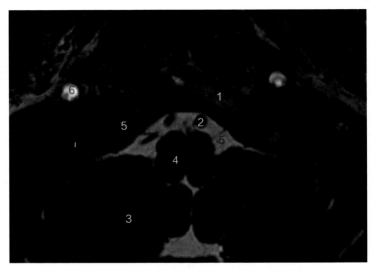

图 5-12　经舌下神经的 3D-CISS 序列横断层 MR 图像

1　枕骨基底部 basilar part of occipital bone　　　　2　椎动脉 vertebral artery

3　小脑 cerebellum　　　　　　　　　　　　　　　4　延髓 medulla oblongata

5　舌下神经管及舌下神经 hypoglossal canal and nerve

6　颈内动脉 internal carotid artery

第六章　脑血管影像解剖

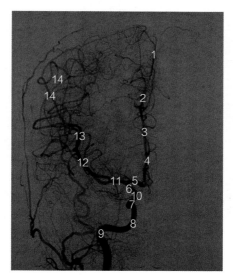

图 6-1　颈内动脉 DSA 图像（前后位）

1　大脑前动脉终段 the terminal segment of the anterior cerebral artery
2　大脑前动脉胼周段 pericallosal segment of the anterior cerebral artery
3　大脑前动脉膝段 genu segment of the anterior cerebral artery
4　大脑前动脉上行段 ascending segment of anterior cerebral artery
5　大脑前动脉水平段 horizontal segment of the anterior cerebral artery
6　颈内动脉后膝段 posterior genu segment of internal carotid artery
7　颈内动脉前膝段 anterior genu segment of the internal carotid artery
8　颈内动脉海绵窦段 cavenous segment of internal carotid artery
9　颈内动脉颈动脉管段 carotid segment of internal carotid artery
10　颈内动脉交叉池段 supraclinoid segment of internal carotid artery
11　大脑中动脉水平段 horizontal segment of middle cerebral artery
12　大脑中动脉岛叶段 insular segment of middle cerebral artery
13　大脑中动脉侧裂段 sylvian segment of middle cerebral artery
14　大脑中动脉分叉段和终末支 bifurcating and terminal segment of middle cerebral artery

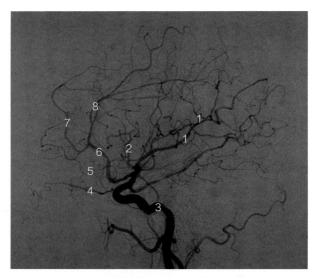

图 6-2　颈内动脉 DSA 图像（侧位）

1　大脑中动脉 middle cerebral artery

2　额顶升动脉 ascending frontoparietal artery

3　颈内动脉 internal carotid artery

4　眼动脉 ophthalmic artery

5　额极动脉 the frontopolar artery

6　大脑前动脉 anterior cerebral artery

7　胼胝体缘动脉 callosomarginal artery

8　胼周动脉 pericallosal artery

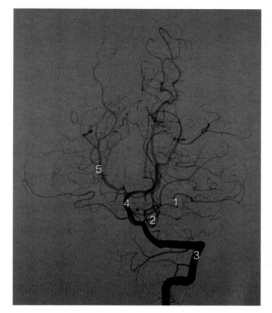

图 6-3 椎动脉 DSA 图像（前后位）

1 小脑下前动脉 anterior inferior cerebellar artery
2 小脑下后动脉 posterior inferior cerebellar artery
3 椎动脉 vertebral artery
4 基底动脉 basilar artery
5 大脑后动脉 posterior cerebral artery

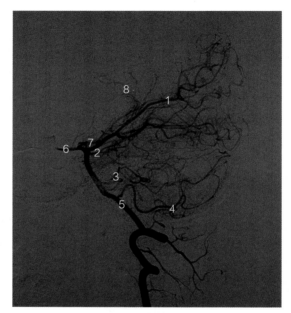

图 6-4　椎动脉 DSA 图像（侧位）

1　胼胝体压部动脉 artery of splenium of corpus callosum
2　小脑上动脉 superior cerebellar artery
3　小脑下前动脉 anterior inferior cerebellar artery
4　小脑下后动脉 posterior inferior cerebellar artery
5　椎动脉 vertebral artery
6　后交通动脉 posterior communicating artery
7　丘脑穿动脉 thalamoperforating artery
8　脉络丛后动脉 posterior choroidal artery

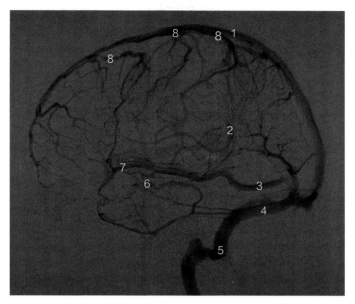

图 6-5 脑静脉 DSA 图像（侧位）

1　上矢状窦 superior sagittal sinus
2　上吻合静脉 superior anastomotic vein
3　下吻合静脉 inferior anastomotic vein
4　横窦 transverse sinus
5　乙状窦 sigmoid sinus
6　大脑下静脉 inferior cerebral vein
7　大脑中浅静脉 superficial middle cerebral vein
8　大脑上静脉 superior cerebral veins

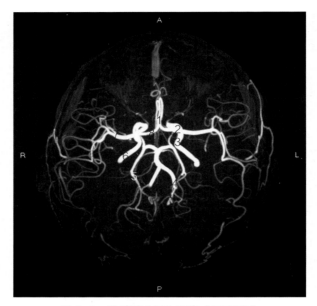

图 6-6　脑动脉 MRA 图像（下面观）

1　前交通动脉 anterior communicating artery

2　颈内动脉 internal carotid artery

3　后交通动脉 posterior communicating artery

4　椎动脉 vertebral artery

5　小脑下后动脉 posterior inferior cerebellar artery

6　脉络丛前动脉 anterior choroidal artery

7　大脑中动脉 middle cerebral artery

8　大脑前动脉 anterior cerebral artery

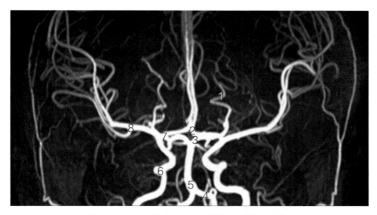

图 6-7　脑动脉 MRA 图像（前面观）

1　脉络丛前动脉 anterior choroidal artery
2　大脑前动脉 anterior cerebral artery
3　大脑后动脉 posterior cerebral artery
4　椎动脉 vertebral artery
5　基底动脉 basilar artery
6　颈内动脉 internal carotid artery
7　后交通动脉 posterior communicating artery
8　大脑中动脉 middle cerebral artery

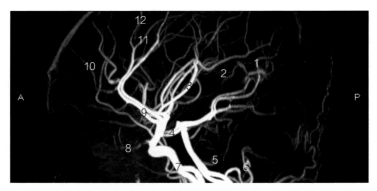

图 6-8　脑动脉 MRA 图像（左面观）

1　胼胝体压部动脉 artery of splenium of corpus callosum

2　脉络丛后动脉 posterior choroidal artery

3　大脑中动脉 cerebral middle artery

4　后交通动脉 posterior communicating artery

5　小脑下前动脉 anterior inferior cerebellar artery

6　小脑下后动脉 posterior inferior cerebellar artery

7　颈内动脉 internal carotid artery

8　眼动脉 ophthalmic artery

9　大脑前动脉 anterior cerebral artery

10　额极动脉 frontopolar artery

11　胼周动脉 pericallosal artery

12　胼胝体缘动脉 callosomarginal artery

推荐阅读文献

1. 朱长庚 . 神经解剖学 . 第 2 版 . 北京 : 人民卫生出版社 , 2009.
2. 刘树伟 . 断层解剖学 . 第 3 版 . 北京 : 高等教育出版社 , 2017.
3. 刘树伟 . 人体断层解剖学 . 北京 : 高等教育出版社 , 2006.
4. 刘树伟 . 人体断层解剖学图谱 . 济南 : 山东科学技术出版社 , 2003.
5. 李振平 , 刘树伟 . 临床中枢神经解剖学 . 第 2 版 . 北京 : 科学出版社 , 2009.
6. 李振华 , 李振平 . 颅脑应用解剖学 . 北京 : 高等教育出版社 , 2007.
7. 高士濂 , 吕永利 , 张力伟 . 实用脑血管解剖学 . 第 2 版 . 北京 : 科学出版社 , 2008.
8. 崔世民 , 刘梅丽 , 靳松 . 脑 MRI 局部解剖与功能图谱 . 北京 : 人民卫生出版社 , 2007.
9. Bo WJ, Carr JJ, Krueger WA, et al. Basic Atlas of Sectional Anatomy with Correlated Imaging. 4th ed. Philadelphia: Saunders Elsevier, 2007.
10. Duvernoy HM. The Human Brain: Surface, Blood Supply, and Three-Dimensional Anatomy. 2nd ed. Wien: Springer, 1999.
11. Ellis H, Logan BM, Dixon AK. Human Sectional Anatomy. 3rd ed. London: Hodder Arnold, 2007.
12. England MA, Wakely J. Color Atlas of the Brain and Spinal Cord. 2nd ed. Philadelphia: Mosby Elsevier, 2006.
13. George E, Gentchos MD, Bhave AD. CT and MR Angiography: Comprehensive Vascular Assessment. Philadelphia: Lippincott Williams & Wilkins, 2009.
14. Haines DE. Fundamental Neuroscience for Basic and Clinical Applications. 3rd ed. Philadelphia: Churchill Livingstone, 2006.
15. Haines DE. Neuroanatomy: An Atlas of Structures, Sections, and Systems, 5th ed. Philadelphia: Lippincott Williams & Wilkins, 2000.
16. Harnsberger HR, Salzman KL, Osborn AG, et al. Diagnostic and

Surgical Imaging Anatomy: Brain, Head, Neck, and Spine. Salt Lske City: Amirsys Publishing, Inc., 2011.

17. Lee TC, Mukundan S. Netter's Correlative Imaging Neuroanatomy. Philadelphia: Elsevier Saunders, 2015.

18. Naidich TP, Duvernoy HM, Delman BN, et al. Duvernoy's Atlas of the Human Brain Stem and Cerebellum. New York: Springer. 2009.

19. Tamraz JC and Comair YG. Atlas of Regional Anatomy of the Brain Using MRI with Functional Correlation. Berlin: Springer-Verlag, 2006.

20. Wilson-Pauwels L, Akesson EJ, Stewart PA, et al. Cranial Nerves in Health and Disease. 2nd ed. Hamilton: BC Decker Inc, 2002.